YANKE JI QUGUANG SHOUSHU XINJINZHAN

眼科及屈光手术新进展

■ 于丰蒖 等 主编 ■

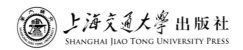
上海交通大学出版社
Shanghai Jiao Tong University Press

内容提要

本书首先阐述了眼科的相关基础知识，然后重点叙述了角膜疾病、葡萄膜疾病、视网膜疾病等疾病的病因、临床表现、辅助检查、诊断、鉴别诊断、治疗及预防等内容。本书适合各级医院的眼科医师及眼视光专业学生参考使用。

图书在版编目（CIP）数据

眼科及屈光手术新进展 / 于丰萁等主编. --上海 ：
上海交通大学出版社，2022.3
ISBN 978-7-313-26494-7

Ⅰ．①眼… Ⅱ．①于… Ⅲ．①屈光不正－眼外科手术
Ⅳ．①R779.6

中国版本图书馆CIP数据核字（2022）第135679号

眼科及屈光手术新进展
YANKE JI QUGUANG SHOUSHU XINJINZHAN

主　　编：于丰萁　等

出版发行　上海交通大学出版社　　　　　　地　　址：上海市番禺路951号
邮政编码：200030　　　　　　　　　　　　电　　话：021-64071208
印　　制：广东虎彩云印刷有限公司
开　　本：710mm×1000mm　1/16　　　　　经　　销：全国新华书店
字　　数：213千字　　　　　　　　　　　　印　　张：12.25
版　　次：2023年1月第1版　　　　　　　　插　　页：2
书　　号：ISBN 978-7-313-26494-7　　　　印　　次：2023年1月第1次印刷
定　　价：128.00元

编委会

◎ 主 编

　于丰萁　邱延昭　刘新敏　潘红林

　嵇　云　唐　恺

◎ 副主编

　权联姣　周晓丹　荣运久　吕小辉

　刘　艳

◎ 编　委（按姓氏笔画排序）

　于丰萁　权联姣　吕小辉　刘　艳

　刘新敏　邱延昭　周晓丹　荣运久

　唐　恺　嵇　云　潘红林

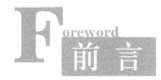

前言

　　21世纪以来,我国经济、文化、科技、医疗等方面的发展突飞猛进,眼科学则是当代医学领域发展最快、最活跃的学科之一。伴随着眼科新型仪器的研发、推广和使用,临床医师们能够在微观上更加全面、深刻地认识疾病和处理疾病;加之新的眼科诊疗方法与技术层出不穷,越来越多的眼科疾病可以被更早地发现,从而得到及时有效的治疗。所以,在当今的临床工作中,眼科的医师们必须与时俱进,不仅要具备扎实的基础理论、掌握诊疗的操作技巧,而且要不断地学习新知识、新技术。鉴于此,我们特组织眼科专业人员编写了《眼科及屈光手术新进展》一书,期望能够指导眼科医师的实践操作,造福广大眼病患者。

　　本书从临床实用出发,首先阐述了眼的解剖与生理、眼的常用手术技术,然后重点叙述了角膜疾病、葡萄膜疾病、视网膜疾病等眼科常见疾病的病因、临床表现、辅助检查、诊断、鉴别诊断、治疗及预防等内容。本书内容丰富新颖、资料可靠,力求将眼科基本理论、基本技能与临床实践完美结合,融科学性、系统性、先进性、实用性与启发性于一体。本书可供眼科相关专业人员和县级医院、乡镇医院以及社区医疗服务中心的临床医师参考阅读,也可作为广大研究生、进修生、医学院校学生学习的参考资料。

　　本书在编写过程中得到了多位同道的支持和关怀,他们在繁忙的医疗、教学和科研工作之余参与撰写,在此表示衷心的感谢。由于时间仓促,专业水平有限,书中存在的不妥之处和纰漏,敬请读者和同道批评指正。

《眼科及屈光手术新进展》编委会

2021 年 10 月

Contents
目 录

第一章

眼的解剖与生理

第一节 眼 球

眼球分为眼球壁和眼内容 2 个部分。

一、眼球壁

眼球壁由外、中、内 3 层膜构成,外层膜包括角膜和巩膜,中层膜为葡萄膜,内层膜是视网膜。

(一)外层膜

1.角膜

(1)解剖:角膜位于眼球的最前端,约占眼外层纤维膜的 1/6,透明,无血管,有弹性,具有较大的屈光度,表面被泪膜覆盖。

角膜呈圆形,由于结膜和巩膜覆盖的不对称,从前面看呈椭圆形,但从后面看仍为正圆形。角膜周围是角膜缘,它与巩膜相连,就像表壳镶嵌于表盘上。新生儿阶段,角膜直径为 9～10 mm,3 岁以上儿童的角膜直径已接近成人。成年男性角膜横径为 11～12 mm,纵径为 10～11 mm,女性较男性略小。如直径<10 mm,称为病理性小角膜;>13 mm,称为病理性大角膜。角膜中央瞳孔区直径 4 mm 的圆形区内近似球形,其各点的曲率半径基本相等,而中央区以外的中间区和边缘部较为扁平,各点曲率半径不相等。从角膜前面测量水平方向曲率半径为 7.8 mm,垂直方向为 7.7 mm,后部表面的曲率半径为6.22～6.8 mm。

角膜厚度随部位、年龄、病理状态等改变而有所不同。正常情况下,中央部最薄,平均为 0.5 mm;周边部最厚,平均为 1 mm。角膜厚度随着年龄的增加有变薄的趋势,即儿童较成人厚,成人较老年人厚。

角膜是无血管的组织,组成简单,但排列却非常规则,从而保证其良好的透光性及屈光性。

角膜上皮层:角膜上皮来源于胚胎发育时 5~6 周的外胚层,为非角化、无外分泌功能、复层的鳞状上皮,4~6 层,厚 40~50 μm,表层覆盖约 7 μm 的泪膜。泪膜在光学上具有重要的意义,它能消除上皮前表面微小的不规则,如果没有泪膜,视力将会下降。泪液与空气形成的界面及角膜的屈光力约占眼全部屈光的 2/3。泪液与角膜上皮无论在解剖还是在生理上关系都非常密切。

角膜上皮层分为细胞层及基底膜。细胞层由里向外又分为 3 层(图 1-1):基底细胞、翼状细胞和表层细胞。基底细胞:位于最底层,为一单层柱状上皮细胞,细胞的底部通过连接复合体与前弹力层紧密相连。连接复合体和基底膜是上皮基底细胞的产物。基底细胞的细胞质内含有由角蛋白构成的中间丝。角蛋白由 30 余种蛋白组成,分为两型:Ⅰ型为酸性,Ⅱ型为中性或碱性。中间丝由成对的Ⅰ型和Ⅱ型蛋白构成。角膜上皮从基底层分化到表层,相继要表达 3 种主要的角蛋白,其中相对分子质量 64 000 蛋白是角膜的特异性蛋白,另外两种细胞角蛋白为肌动蛋白丝和微管。角膜上皮细胞质中有肌动蛋白丝分布,在表层细胞的微皱襞中尤为明显。基底细胞内含有丰富的细胞器,主要分布在细胞核上部。翼状细胞:基底细胞分裂后,子细胞逐渐被挤入表层,因此,水平面积较大,形似翼状,故名翼状细胞,位于角膜上皮中部,在角膜中央区为 2~3 层,在周边部变为 4~5 层。细胞膜相互交错,相互之间以桥粒连接。表层细胞:为 2~3 层扁平上皮细胞。经常脱落,不角化,但细胞器极少。相互之间以闭锁小带和桥粒相连,呈镶嵌状。它与翼状细胞之间也多见桥粒连接与黏着斑。另外,在表层细胞膜上有许多特殊的微皱襞及微绒毛,起支撑和稳定泪膜的作用。

基底膜:位于上皮细胞下,是角膜上皮的产物,与前弹力层连接紧密。

前弹力层:前弹力层厚为 8~14 μm,为角膜上皮基底膜下一层相对均一、无细胞的胶原纤维膜。由胶原纤维及蛋白多糖组成。胶原纤维粗细均匀,其间由蛋白多糖填充。前弹力层的前表面相对光滑,而内表面与基质层连接非常牢固。另有,前弹力层有许多细小的孔洞,这些孔洞是神经纤维的通道。前弹力层对机械性损伤的抵抗力较强,而对化学性损害的抵抗力则弱。由于其胶原纤维来自胚胎时期的角膜上皮,因此损伤后不能再生。其功能一直未明了。准分子激光屈光性角膜切削术(PRK)后,术眼缺乏前弹力层,除少数患者角膜出现雾状混浊外,大多数患者未见明显异常。但保留前弹力层的准分子激光角膜原位磨镶术(LASIK)手术眼角膜混浊的发生率明显低于 PRK。综合其他的研究资料,推测前弹力层与角膜上皮和角膜基质细胞的调控有关,特别是胚胎时期。

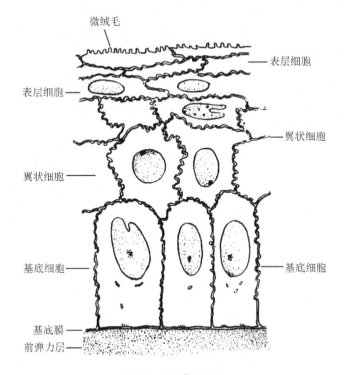

图 1-1　角膜上皮层

　　基质层:是人体组织中结构最规整、最透明的一种组织,厚约 500 μm,约占全角膜厚度的 9/10,由胶原纤维、角膜细胞、黏蛋白和糖蛋白等构成。角膜细胞是一种纤维细胞,位于基质板层中,胞质中富含内质网及高尔基体,分泌胶原纤维等。角膜基质中的胶原纤维主要包括Ⅰ型和Ⅳ型胶原,它们有规律地与角膜表面平行排列,形成多层胶原纤维板,共有 200～250 层。胶原纤维的有序排列是角膜透明的基础。随着年龄的增加,角膜基质中的胶原纤维逐渐增粗,而胶原纤维间的间距则不断缩小。这可能与胶原纤维年龄相关性非酶交联、胶原纤维糖基化及纤维间蛋白多糖的改变有关。角膜基质中除了角膜细胞外,还有少许朗格汉斯巨细胞及树突状细胞,这些细胞可能与角膜相对的免疫赦免有关。

　　后弹力层:后弹力层位于基质层后面,边缘止于房角的 Schwalbe 线。由角膜内皮细胞分泌而来,损伤后可以再生。根据生长时期和超微结构,可分为两层:一层是前胎生带层,由胚胎时期的内皮细胞分泌,靠近基质层,纤维排列紧密,呈带状;二层是带下层,靠近内皮,由出生后的内皮细胞分泌。随着年龄的增加而逐渐变厚,婴儿时期约 5 μm,成人 8～10 μm,老年人可达 20～30 μm (图 1-2)。如果增生过度,则形成小丘状,在部分老年人的角膜周边可以见到,称为 Hassell-Henle 小体,这种改变被认为是生理性的。但发生在角膜中央的增生小体则是病理性改变。与前弹力层相反,后弹力层对机械性损伤的抵抗力较差,但对化学性和病理性损害的抵抗力却较高,这是角膜溃疡时后弹力层膨出的解剖学基础。同时,后弹力层与基质层和角膜内皮层的连接不紧密,在外伤或某些病理状态下,可能发生后弹力层脱离。

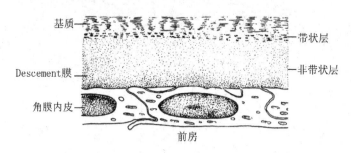

图 1-2　角膜后弹力层

角膜内皮:位于角膜最内面,为一层六角形立方上皮,细胞呈矮胖样,高约 50 μm,宽约 20 μm,胞质内细胞器含量丰富。细胞间连接紧密,主要为缝隙连接,具有良好的屏障作用。相比之下,其与后弹力层连接较为松散,因此角膜内皮层可从后弹力层脱离。角膜内皮细胞由神经外胚层发育而来,随着年龄的增加,角膜内皮细胞的密度逐渐降低,10 多岁时角膜内皮的密度为每平方毫米 3 000～4 000 个,到70 多岁时为每平方毫米 2 600 个。在成人,角膜内皮细胞损伤后不能增生,其修复靠细胞的移行与扩展。

角膜缘是角膜与结膜、巩膜的移行区,组织学范围是:前界为角膜前弹力层和后弹力层末端连线,后界为巩膜内缘与前界的平行线。临床的概念与组织学概念不完全一样,通常将透明角膜与不透明巩膜之间的移行区称为角膜缘。上方最宽,下方次之,两侧较窄,平均宽 1 mm。

角膜缘结构与角膜不同,无弹力层,基质层逐渐失去透明,富含毛细血管、淋巴管、成纤维细胞等。特别是在其外 2/3 可见放射状排列的乳头样突起,呈栅栏样,称为 Vogt 栅。研究证实,Vogt 栅中的一些细胞是角膜缘干细胞。角膜缘干细胞对维持角膜上皮的再生具有十分重要的作用。

(2)生理:角膜的主要生理功能为维持眼球的完整及保护眼内容物,透过光线并参与屈光,感知环境及外界刺激。

维持眼球的完整及保护眼内容物:角膜与巩膜共同构成眼球的外壁,承受眼内压力,对维持眼球的形状具有重要的作用。角膜主要由胶原纤维构成,因此具有一定的弹性和韧性,对眼内压力和外界的力量具有抵抗力。这种抵抗力取决于角膜的厚度和胶原纤维排列的整齐程度。角膜厚度降低或角膜瘢痕的形成必将降低角膜对内外压力的抵抗力。目前,角膜屈光手术十分盛行,这些手术都不同程度地降低了角膜的抵抗力。如准分子激光手术,它使角膜中央的厚度变薄,从而增加了角膜在外力作用下扩展的能力,这样,在眼压测定时会使测量结果偏低,特别是使用压陷式眼压计,眼压偏低会更明显。而放射状角膜切开术更会大大降低角膜对外界的抵抗力,有可能在轻微外力的作用下造成眼球破裂。通常情况下,角膜的厚度受角膜上皮、角膜内皮的功能、暴露等因素的影响。

角膜上皮是眼部的第二个生物屏障(泪液为第一个生物屏障)。角膜上皮细胞间连接紧密,而且不停地新旧更替,5～7天上皮更新一次,一定程度上能抵御化学、微生物等的侵袭。

角膜内皮是角膜基质和房水之间的通透屏障,同时,角膜内皮的泵功能维持角膜处于一定的水化状态。

透光性:角膜的一个重要特征是透明,即允许光线透过,这是眼视觉功能的基础。正常角膜允许透过的光线波长范围是365～2 500 nm,不同光线的通透率不同,400 nm的光线约80%能透过角膜,而500～1 200 nm的光线100%能透过角膜。

另外,角膜的透明性还依赖于泪膜、角膜上皮、基质、角膜内皮结构和功能的正常及角膜基质含水量的恒定。

参与屈光:角膜是眼屈光系统中屈光力最大的组织。角膜的屈光指数是1.377,其前表面的屈光力为48.8 D,后表面的屈光力为－5.8 D,总屈光力为43 D,占全眼屈光力的70%。可见角膜的屈光度有巨大的改变潜力,这也是目前众多屈光手术在角膜上施行的基础。

渗透作用:角膜没有血管,营养及代谢物质通过渗透作用的参与而进出角膜,这不但具有重要的生理意义,而且对于眼局部的药物治疗也非常重要。角膜上皮和内皮细胞连接紧密,细胞表面富含脂类,非极性的物质易于通过,而基质则易于水溶性极性物质通过。因此,具有双向性的物质易于通过角膜进入前房。例如,毛果芸香碱(匹罗卡品)眼药水,其解离分子和非解离分子相互之间处于动态平衡,未解离分子具有脂溶性,容易透过角膜上皮,随后转化为解离分子,易于透过基质,然后在角膜基质中又转化为非解离分子,易透过角膜内皮。当角膜出现病变时,角膜的通透性将增加。

感知环境及外界刺激:角膜是人体最敏感的区域,有丰富的神经末梢,能敏感地感受外界的刺激,对于机体感受外界不良刺激并迅速作出反应具有十分重要的意义。角膜的知觉有 3 种:冷热觉、痛觉和触觉。角膜知觉敏感度受多种因素的影响而有变化。一般情况下,早晨低于下午,男性低于女性,老年人低于年轻人,妊娠期妇女低于非妊娠妇女。痛觉和触觉在角膜中央最敏感,可用角膜知觉仪进行定量检查。通常临床采用棉丝刺激双侧角膜,以判断角膜知觉是否减退。

(3)代谢:①糖代谢。角膜主要利用葡萄糖和糖原分解供能。葡萄糖大部分来自房水,约占 90%,其余 10% 来自结膜、角膜缘血管及泪液。睁眼时,角膜上皮的氧气主要来自泪膜中溶解的氧气,此时,氧分压约为 20.7 kPa(155 mmHg);但当闭眼时,氧气主要来源于结膜、角膜缘的血管,氧分压约为 7.3 kPa(55 mmHg)。而角膜内皮的氧供主要来源于房水。②氨基酸代谢。角膜上皮不断更新,需要合成大量的蛋白质。因此,角膜上皮对氨基酸的需求量较大。但角膜上皮的通透性差,且泪液中氨基酸的含量极低。因此,角膜上皮中氨基酸大部分来源于房水。合成蛋白质的过程同机体其他细胞的合成过程。③维生素代谢。维生素 A 的代谢:维生素 A 转化为视黄醇,与视黄醇结合蛋白结合,再与血浆前白蛋白结合,转运至靶组织,在角膜上皮和内皮细胞都发现有视黄醇结合蛋白和血浆前白蛋白。视黄醇是一种多聚异戊二烯衍生物,其磷酸酯在糖蛋白中可作为寡糖基的载体,参与角膜上皮合成糖蛋白,如果角膜上皮细胞胞膜上缺乏糖蛋白,则角膜上皮将干枯角化。维生素 C 的代谢:角膜上皮中维生素 C 的浓度较角膜基质高,基质中的浓度与房水浓度近似,而房水中维生素 C 的浓度是血浆浓度的20 倍。角膜中维生素 C 多是还原型,具有清除光辐射等产生的自由基的作用。谷胱甘肽的代谢:谷胱甘肽对于维持角膜内皮细胞的正常功能起重要作用,与毒性过氧化物的清除有关。有过氧化物时,谷胱甘肽在过氧化物酶的作用下由还原型转变为氧化型,同时将氧化物还原。角膜内皮细胞中只有约 13% 的谷胱甘肽以氧化型存在。

(4)血供:正常角膜内没有血管,而角膜缘含有丰富的血管。角膜缘的血管分布为网络状,动脉系统来源于睫状前动脉的直肌扩展分支及睑缘动脉弓的结膜后动脉分支。静脉网则与巩膜表层及筋膜囊的小静脉汇合,加入眶静脉系统。角膜缘的血管主要供给角膜周边部,角膜的氧气及营养物质的供给、代谢物的清除等还是通过房水、泪液、空气和结膜血管。

（5）神经支配：角膜主要由两种神经支配。一是感觉神经纤维；二是交感神经和副交感神经。

角膜的感觉神经来自三叉神经的眼支。眼神经的睫状神经，在角膜缘进入角膜后，神经干呈放射状穿过角膜基质的中1/3，向前继续分叉，形成密集的上皮下神经丛，再穿过前弹力层进入角膜上皮层。角膜上皮层神经末梢非常丰富。动物研究表明，角膜上皮神经末梢的密度是皮肤的300～600倍。因此，角膜的知觉十分敏感，这也是上皮损伤时疼痛症状明显的原因。

角膜内含有肾上腺素能神经纤维，表明交感神经和副交感神经的存在，但其来源和作用尚需进一步研究。

2.巩膜

（1）解剖结构：巩膜构成眼外层纤维膜的后5/6，主要由胶原纤维构成。外面是眼球筋膜囊，两者之间的腔隙为巩膜上腔；内层紧靠脉络膜，两者之间的潜在间隙为脉络膜上腔。外伤或炎症时的出血、渗出可积聚在此间隙。巩膜的厚度随部位、年龄等不同而不同。后部的巩膜最厚，约1 mm，向前至赤道部逐渐变薄，赤道部为0.4～0.6 mm，肌肉附着点处最薄，约0.3 mm，赤道部向前至角膜缘约为0.6 mm。一般巩膜呈白色，但儿童因巩膜较成人薄，能透见脉络膜的部分颜色，所以呈蓝白色，老年人则由于脂肪的沉积，可呈淡黄白色。

巩膜虽然为球形，但非完整的球形。前部巩膜孔与角膜相连，角膜犹如手表的表盘嵌于巩膜组织中。在角巩膜缘交界处内外均可见一浅沟，称为外巩膜沟和内巩膜沟。其中内巩膜沟处是巩膜静脉窦与房角所在处，内巩膜沟后缘隆起，形成巩膜突，为睫状肌的附着处。后巩膜孔是视神经通过的孔道。此处内1/3巩膜与脉络膜共同构成筛板，外2/3演变成硬脑膜，可见筛板处为眼后部的一薄弱处；同时，筛板处巩膜扩展的能力有限，当视神经水肿时，会引起视神经挤压损伤，甚至萎缩。另外，巩膜上还有许多神经血管通过的小孔，如涡状静脉在巩膜赤道后穿行（图1-3）。

组织学上，巩膜可分为三层（图1-4）：①巩膜表层，为一层疏松的纤维组织，富含弹力纤维及小血管；②巩膜基质层，由致密的结缔组织构成，基本不含血管，不像角膜组织，其胶原纤维粗细不均，斜向紧密排列，因此不透明；③棕黑色板层，由特别细小的弹力纤维组成，并含有大量的色素细胞，靠近脉络膜的内层有一层内皮细胞覆盖，它与本部互相连续，两者不能分开。

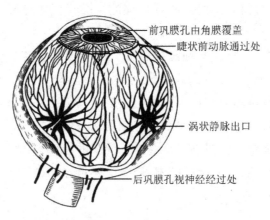

图 1-3　巩膜上的孔

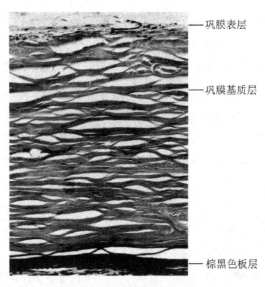

图 1-4　巩膜的组织学结构

　　(2)生理功能:巩膜的生理功能主要包括与角膜、结膜等共同构成眼内容的外屏障;避光;眼外肌的附着点。

　　巩膜一直承受着眼内容物向外的压力,可见巩膜有一定的弹性和韧性,当眼内压升高时,巩膜能在一定范围内扩张,并增强对眼内压的抵抗力。当眼压低时,一定量的眼内容物的增加引起的眼压增高幅度小,但在高眼压状态时,同样的眼内容物增加,会引起较大的眼压升高。巩膜的这种特性被称为巩膜硬度或可扩张性。认识这一点有助于理解巩膜硬度对眼压测定的影响。与压平式眼压计相比,压陷式眼压计引起的眼内容物变化大。因此,巩膜硬度对压陷式眼压计测量结果的影响更大,如高度近视时,眼球壁薄,巩膜容易扩张,压陷式眼压计测的眼压就会偏低。

巩膜的第二个重要功能是形成"暗箱"。与角膜相比,巩膜是不透明的,这点保证了光线只经过屈光系统进入眼内而成像。

另一个重要功能是,所有眼外肌都附着在巩膜壁上,当改变肌肉的附着点时可以改变眼球的位置和运动的方向。

(3)代谢:与角膜代谢相似,但巩膜代谢相对缓慢。

(4)血供:与角膜相似,巩膜基质层除了穿行的血管外,基本上无血管,但巩膜表层及视神经筛板处却含有丰富的血管,且形成血管网。动脉来源主要包括:眼动脉-睫状后动脉-睫状后短动脉-视神经动脉环及巩膜动脉血管丛,主要供给眼后部;眼动脉-睫状前动脉-巩膜深层血管丛及表层血管网,主要供给表层及前部。当靠近角膜缘的毛细血管充血时,临床上称为睫状充血。

巩膜前部的静脉网也较丰富,主要来源于巩膜静脉窦的外出小管和睫状肌的静脉支。它们在巩膜内形成静脉丛,经表层静脉网汇入睫状前静脉。部分外出小管直接连接表层静脉。这些小管称为房水静脉。

(5)神经支配:巩膜的感觉神经来自三叉神经的眼支,眼神经的睫状神经分出睫状短神经和睫状长神经,睫状短神经支配巩膜后部,睫状长神经前行,在睫状体平坦部发出分支,一部分进入睫状体,一部分穿出巩膜到表层巩膜。在此,部分分支支配前部巩膜组织,部分继续向前并相互吻合,形成角膜缘的神经环。巩膜表层的知觉敏感,炎症时疼痛症状明显。

(二)中层膜

葡萄膜是眼球壁的第二层膜,是位于巩膜与视网膜之间的富含色素的血管性结构,因颜色像葡萄得名葡萄膜,又称色素膜,也叫血管膜。葡萄膜自前向后依次分为虹膜、睫状体和脉络膜3个相连续部分。

1.虹膜

(1)解剖:虹膜是葡萄膜的最前部,介于前房与后房之间,后面有晶体支托,为一圆盘形膜。它的根部和睫状体前缘相连,向中央延伸到晶状体前面,构成将眼球前后房分开的一个重要隔膜。虹膜中央有圆孔,称为瞳孔,瞳孔的大小随光线的强弱而改变(从 1 mm 到 8 mm),它的平均直径为 3 mm。瞳孔周围虹膜的基质内有环形排列的瞳孔括约肌,使瞳孔收缩;虹膜基质层后面有放射状排列的肌纤维,称瞳孔开大肌,使瞳孔开大。

在虹膜前表面距瞳孔缘约 1.5 mm 处,有一隆起的环状条纹,即虹膜小环。

虹膜小环将虹膜表面分为两个区域,小环外部为睫状区,内部为瞳孔区。在虹膜小环附近,有许多大小不等的穴状凹陷,叫虹膜隐窝。在虹膜睫状区的周边部也有隐窝,它们的形成是虹膜前层的中胚叶组织局灶性萎缩的结果。隐窝部分的虹膜组织,缺少了前表面层,房水可以直接与虹膜基质中的血管接触,有利于虹膜和房水间的液体交换。在虹膜周边部有与角膜缘成同心排列的皱褶,为瞳孔开大时形成的皱襞。瞳孔缘镶有窄黑色环,呈花边状,是由虹膜后色素上皮层向前延伸所致。当瞳孔扩大时此黑边变窄,缩小时变宽,这种现象称为生理性葡萄膜外翻。

虹膜的组织结构由前向后依次可分为 4 层:①前表面层;②基质与瞳孔括约肌层;③前色素上皮与瞳孔开大肌层;④后色素上皮层(图 1-5)。

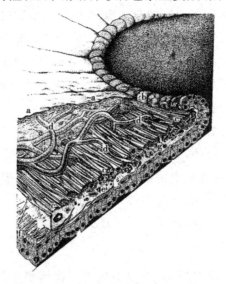

图 1-5 虹膜的组织结构

a.虹膜的前表面层;b.瞳孔缘的后色素上皮层;c.瞳孔括约肌;d.小动脉;

e.块状细胞;f.瞳孔开大肌;g.前色素上皮层

前表面层:由成纤维细胞和色素细胞的突起互相吻合交错所形成的致密组织,其中还有胶原纤维和神经末梢。在虹膜隐窝处,此层膜完全缺如。前表面层在虹膜根部戛然而止,有时前表面层也可呈丝状、带状沿小梁网葡萄膜部的内侧面延续,甚至可达角膜后弹力层的止端,形成虹膜梳状韧带的一部分。

虹膜根部有一粗大的血管环,由睫状后长动脉和睫状前动脉的分支吻合而成,称虹膜动脉大环。在虹膜的瞳孔缘附近,有一环行的血管吻合,称为虹膜血管小环。它并不是一个完整的血管环。不同人种的虹膜颜色主要由基质中色素细胞所含色素的多少决定。

基质与瞳孔括约肌层：瞳孔括约肌位于虹膜瞳孔区基质层的后部，为围绕瞳孔缘的环行平滑肌纤维束，宽 0.8～1 mm。括约肌的后面与结缔组织的致密层相连接。这些结缔组织与瞳孔开大肌相延续。

前色素上皮与瞳孔开大肌层：虹膜有两层上皮，即前上皮层和后上皮层。前上皮层也就是瞳孔开大肌层，是紧贴后色素上皮层的一薄层平滑肌，自瞳孔缘直达虹膜根部。

后色素上皮层：一层具有浓密色素的细胞，位于瞳孔开大肌层之后，在瞳孔缘处，出现在瞳孔领的虹膜表面，形成瞳孔缘的色素边。后上皮细胞的顶部朝向虹膜基质，与前上皮层细胞的顶部相连接，基底部朝向后房。

虹膜后表面的两层上皮向后分别移行为睫状体的色素上皮层和无色素上皮层。

（2）生理功能：虹膜的间隔作用和其中央圆孔——瞳孔，成为光学系统上的光栅装置。瞳孔括约肌和开大肌控制瞳孔的运动和进入眼内的光线的数量。瞳孔是主要光学窗口，因光线照射的强弱而散大或缩小。瞳孔的大小也受到神经的影响。瞳孔的变化既可以调节入射到眼内的光线的数量，又可以调节角膜、晶状体等屈光间质所致的球面差和色差，减少不规则光的影响，使成像清晰。瞳孔对光反射的途径：光→瞳孔→视网膜的黄斑纤维→视神经→视交叉（鼻侧神经纤维交叉，颞侧神经纤维不交叉）→视束→上丘臂→上丘和顶盖前区。由顶盖前区又发出神经纤维，到同侧和对侧的第三神经核→睫状神经节→瞳孔括约肌。出生时，人的虹膜前表面有一层内皮细胞覆盖，但1～2岁以后内皮细胞消失，被成纤维细胞代替。

虹膜也富含血管，参与营养与抗体扩散渗透、吸收机制。

（3）血供：虹膜主要由血管组织形成，分布到虹膜的许多动脉细支常从虹膜动脉大环发出，经虹膜的睫状部呈放射状达瞳孔缘。在虹膜血管小环处有少数动脉支与相对的静脉支吻合成不完整的环，所以没有真正的虹膜动脉小环，而只有虹膜血管小环存在。大多数血管直接至瞳孔缘，分支成毛细血管后折回，成为静脉的开始。虹膜的静脉彼此吻合，在虹膜根部进入睫状肌，与睫状突的静脉吻合后经脉络膜至涡静脉。部分静脉血流入睫状静脉。

（4）神经支配：虹膜的神经很多，来自睫状神经丛，在虹膜中形成各种各样的神经丛。瞳孔括约肌由属于副交感神经的动眼神经的纤维支配；瞳孔开大肌由交感神经纤维支配。虹膜的感觉神经纤维来自三叉神经的第1支。

2.睫状体

(1)解剖:睫状体是葡萄膜的中间部分,前接虹膜根部,后端以锯齿缘为界移行于脉络膜。整个睫状体如环状,其颞侧较宽,约 6.7 mm;鼻侧较窄,约 5.9 mm。睫状体的矢状切面呈三角形,基底在前,其中央部为虹膜根部附着;内侧朝向晶状体赤道部和玻璃体(图 1-6);外侧附着于巩膜突,与巩膜毗邻。睫状体分为两部分,即隆起的睫状冠(褶部)和睫状体平坦部。睫状冠长约 2 mm,其内侧表面有 70～80 个纵形放射状突起,指向晶状体赤道部,颜色较凹谷浅,称睫状突,睫状突与晶状体赤道部相距 0.5 mm。睫状突后较平坦的部分称为睫状体平坦部,长约 4 mm。从睫状突和平坦部到晶状体赤道部有纤细的晶状体悬韧带与晶状体连接。

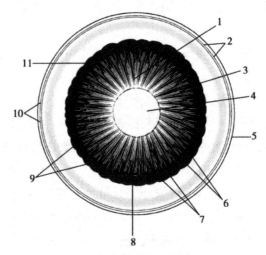

图 1-6 睫状体内表面

1.睫状冠;2.脉络膜;3.悬韧带;4.晶状体;5.巩膜;6.睫状襞;7.睫状突;

8.虹膜后表面;9.锯齿缘;10.视网膜;11.睫状体平坦部

从内向外将睫状体分为 5 个部分:①无色素睫状上皮;②色素睫状上皮;③基质;④睫状肌;⑤睫状体上腔。

无色素睫状上皮:构成睫状体的最内层。该层从虹膜根部延伸而来,将睫状冠与平坦部的表面覆盖,然后向锯齿缘延伸,与视网膜的感觉部分相连接。接近虹膜根部的无色素上皮往往也包含一些色素。

色素睫状上皮:单层细胞,起始于虹膜根部,向后延伸到锯齿缘。色素上皮细胞向前与虹膜开大肌上皮相延续,向后与视网膜色素上皮相延续,色素很多,睫状突顶端色素较少。

基质:睫状体的基质分为两部分,即内结缔组织层与玻璃膜。①内结缔组织层:由细胞、胶原、血管及神经组成。在睫状冠部该层较厚,且将上皮层与肌肉层分隔。在平坦部该层变薄。睫状突部位的基质是眼球中最富血管的部分。②玻璃膜:脉络膜的 Bruch 膜的延续,附着牢固,有抵抗晶状体悬韧带牵引的作用。

睫状肌:由平滑肌纤维束组成,分为三部分。最外层为前后走向的纵行纤维部分;中间层为斜行排列的放射纤维部分,呈扇形斜向行走;位于睫状体前内侧的是环形纤维部分,又称 Müller 肌,其环形走向与角膜缘平行。三部分纤维均起始于巩膜突及其周围的结缔组织。

睫状体上腔:介于睫状肌和巩膜之间,前方止于巩膜突,由含有色素的结缔组织板层带组成。板层带起始于睫状肌的纵行纤维,向外伸延,与巩膜相延续。板层带由胶原纤维组成。

(2)生理功能:睫状突的无色素睫状上皮负责房水的分泌,房水协助维持眼压,提供角膜后部、晶状体和小梁网代谢所需要的物质。房水还是屈光间质的组成部分。房水的形成主要由三种生理过程完成:扩散、超滤和分泌。房水中的水和非电解质从睫状突的毛细血管扩散出来;房水中的盐类是通过超滤作用形成的;而房水中比血浆浓度高的维生素 C、乳酸和一些氨基酸则通过睫状突的分泌作用来实现。睫状突的分泌可受到一些因素的影响,如碳酸酐酶、钠及钾离子的浓度等都与分泌房水多少有关。

无色素睫状上皮间的紧密连接、虹膜组织的连接和虹膜血管构成血-房水屏障。脂溶性物质,如氧、二氧化碳可以高速率透过屏障,而蛋白质和其他的大分子物质则受到限制,不易透过这一屏障。血-房水屏障的存在使得房水的化学成分与血液不同。

平坦部的无色素睫状上皮分泌黏多糖,这是玻璃体的主要成分之一。

睫状肌各个部分的协调收缩保证睫状体的调节功能。睫状肌收缩时,有两个方向的力起作用:一个力是使晶状体悬韧带向前、向内运动的力,主要是环行纤维收缩的结果;另一个力是将脉络膜前部向前(沿着巩膜内面)牵引的力,这是纵行纤维运动的结果。前一个力的作用使晶状体悬韧带放松,晶状体变凸,屈光度增加,这是晶状体的调节作用,使该眼能看清近距离的物体;后一种力的作用使脉络膜前部向前移,同时把巩膜突拉向后。

调整眼内压力是睫状体的主要功能之一。睫状肌的止点除巩膜突外,还有巩膜突附近的巩膜内面及角巩膜小梁网。当睫状肌收缩时,巩膜突被牵引而向后移位,使 Schlemm 管开放,由裂隙状变为圆形或椭圆形,在管内产生负压,吸引房水,由前房流入 Schlemm 管。此外,睫状肌收缩时,也牵动房角网状组织,使小梁网的间隙变宽、网眼变大,增加房水流出的容易度。反之,当睫状肌放松时,具有弹性的房角网状组织及巩膜突回到原来的位置及形状,压迫 Schlemm 管使房水减慢进入。这样借助于睫状肌的收缩和放松来调节眼内液的流动和眼压。

房水不仅经小梁进入 Schlemm 管,而且也进入虹膜和睫状体表面,包括巩膜突、脉络膜上腔及巩膜。组织学研究显示:在前房及睫状体之间无上皮屏障,睫状肌纤维之间充满疏松结缔组织,纵行肌纤维向后延伸并消失于脉络膜和巩膜间的疏松结缔组织中。房水的葡萄膜巩膜引流途径是指前房水经前房角睫状肌纤维间的裂隙进入睫状体上腔和脉络膜上腔,并通过巩膜或巩膜神经血管周围间隙排出眼外的途径。

(3)血供:睫状体的动脉起自虹膜动脉大环以及睫状后长动脉、睫状前动脉尚未吻合成动脉大环段,在睫状肌内可形成第二动脉环,即所谓的睫状肌动脉环。睫状肌的动脉由很多动脉组合而成,这些动脉呈叉性分支后形成致密的毛细血管网。每个睫状突皆有 2～4 支小动脉,睫状突的毛细血管管颈粗,所以血流量大,有利于房水的产生。平坦部的血管层由脉络膜延续而来,血管较细,动脉很少,甚至连真正的毛细血管层也没有,脉络膜的毛细血管层到此终止。

睫状肌的静脉大部分向后加入来自睫状突的平行静脉,还有少部分向前穿出巩膜,引入睫状静脉。睫状突的静脉向后呈一系列平行而互相吻合的血管支,于睫状体平坦部到达脉络膜,加入涡静脉。

(4)神经支配:睫状神经在睫状体内组成密集的神经丛。感觉神经纤维来自三叉神经的第 1 支,支配血管平滑肌的神经纤维来自交感神经丛,睫状肌主要由经过睫状神经节的、来自动眼神经的副交感神经纤维支配。

3.脉络膜

(1)解剖:脉络膜是葡萄膜的最后面部分,位于视网膜和巩膜之间,前端以锯齿缘为界,向后止于视神经周围,是一层富含血管的外观呈棕色的膜。脉络膜内面借一层光滑的 Bruch 膜与视网膜的色素上皮层相联系,外侧通过一个潜在的腔隙(脉络膜上腔)与巩膜的棕色层为邻。

脉络膜主要由血管组成,故其厚度随血管的充盈程度而有很大差异。脉络膜在眼球后部黄斑附近最厚,约为 0.22 mm,前部较薄,为 0.15 mm。脉络膜的血管可分为 3 层:接近巩膜的血管最大,为大血管层;靠近视网膜的最细,为毛细血管层;两层之间为中血管层。

脉络膜的组织结构由外向内依次分为 4 层：①脉络膜上腔；②大血管层和中血管层；③毛细血管层；④Bruch 膜。

脉络膜上腔：位于脉络膜与巩膜之间，其组织结构主要为起源于脉络膜与巩膜的胶原纤维。睫状后长、后短动脉及睫状神经均从该区穿过。经过这里的血管无分支，但由此经过的睫状神经则有许多纤细分支，并形成神经丛。

大血管层和中血管层：脉络膜的主要部分，两者之间并无明显界限，是人为划分，即使在血管比较丰富的后极部附近，两层的分界也不明确。在黄斑部，不仅大血管层完全消失，中血管层和毛细血管层的界限也难以分辨，在这里小血管十分丰富，排列为许多层，成为脉络膜最厚的部分。在赤道部以前，大中血管层的界限消失，小动脉和小静脉合并到毛细血管层，其余的血管也并为一层。大血管层主要由动脉构成，又名 Haller 血管层，中血管层位于大血管层内侧，主要由静脉构成，又名 Satter 血管层。动、静脉的组织结构不同：动脉壁较厚，外有平滑肌层；静脉壁较薄，管腔较大，肌层不发达，并且与身体其他部位的静脉不同，脉络膜静脉缺少瓣膜。大血管层和中血管层富含色素细胞，除血管外还包含胶质纤维、平滑肌纤维和内皮细胞等。脉络膜内血管面积广大，血流的入口和出口又比较狭小，血液流入脉络膜后，流动速度顿时减缓，体内的细菌等病原体和毒素随血流进入其内，易于在此沉积，造成转移性脉络膜炎症。视神经附近的脉络膜动脉发出分支，这些分支在视神经周围形成血管环，称为 Zinn 环。

脉络膜毛细血管层：借玻璃膜与视网膜色素上皮层紧密结合，此三者的紧密结合临床上称为脉络膜毛细血管-玻璃膜-视网膜色素上皮复合体。这些结构中的一个出现病理变化时，常常会引起其他结构的相应的病理变化。脉络膜毛细血管层主要由排列致密的毛细血管组成。脉络膜毛细血管不仅密度高，而且血流量大。它们的管腔直径较大，所以红细胞通过脉络膜毛细血管的管腔时，可以2~3 个同时并行。脉络膜毛细血管管壁薄，内皮细胞有许多孔隙，尤其朝向视网膜的一面孔隙更多。

(2)生理：眼球内血液总量的 90% 在脉络膜，其中 70% 在脉络膜毛细血管层。脉络膜毛细血管层营养视网膜神经上皮层的外层(自视细胞层至外丛状层)和视神经的一部分，并且通常是黄斑区中心凹部位的唯一营养来源。这是视网膜中央动脉阻塞时能够观察到黄斑区呈樱桃红点的原因。在 15% 的人群中同时有来自脉络膜的睫状视网膜动脉为中心凹部供血。

(3)血供：脉络膜的血液主要来自睫状后短动脉。睫状后短动脉有 10~20 小支，在眼球后极部的视神经周围，穿过巩膜后形成密集的脉络膜血管。此外,睫状后长动脉还分出返回支供应前部脉络膜。脉络膜毛细血管的静脉血流,首先进入毛细血管网外侧的小静脉,然后汇集于 4～6 支涡状静脉,排出至眼球外。

(4)神经支配:脉络膜的感觉纤维、交感纤维和副交感纤维来源于睫状神经,它们对于脉络膜血管的功能和脉络膜、视网膜的血液循环有重要的意义。

(三)内层膜

1.视网膜

(1)解剖:视网膜是一层透明的膜,由内层的神经上皮和外层的色素上皮组成。其前界为锯齿缘,向后止于视盘,内侧为玻璃体,外侧为脉络膜。视网膜上重要的标志有视盘和黄斑。

视盘:距黄斑鼻侧约 3 mm 处有一 1.5 mm×1.75 mm 境界清楚、橙红色的圆形盘状结构,称为视盘,是视神经穿出眼球的部位。视盘中央的小凹陷区称视杯。视盘上有视网膜中央动静脉通过,其分支分布于视网膜上。

黄斑:视网膜后极部上下血管弓之间的区域称为黄斑,因中央无血管的凹陷区富含叶黄素使其外观色略黄而得名。

凹部:黄斑包括 1 个边缘、斜坡和底,凹部是黄斑中心凹陷的底,150～200 μm。底对应的中央小凹,代表黄斑的精确中心,约 350 μm,这个部位引起的视力最敏锐。中心凹直径约 1 500 μm,黄斑中心凹的主要视细胞是锥细胞。锥细胞在凹部 150～200 μm 处的密度最大,被称为中央锥细胞束。中央锥细胞束处锥细胞的密度可高达每平方毫米 385 000 个。

中央小凹:内有中央锥细胞束,直径 350 μm,厚 150 μm。在病理条件下,正常中心凹反光的消失提示神经胶质的异常,如水肿。这种损伤可以是原发性的或通过紧贴于内界膜上的玻璃体介导的。因此,中心凹反光的消失首先提示神经胶质细胞受到牵引或水肿,其次是锥细胞受到牵引或水肿。

中心凹:中心凹的边缘在生物显微镜下常可看到内界膜的反光晕,直径 1 500 μm,相当于视盘大小,厚 0.55 mm。它包括 1 个薄薄的底、1 个 22°夹角的斜坡和 1 个厚的边缘。中央小凹的底厚 0.13 mm。22°的斜坡表示内核层第二、三级神经元的侧移位,也包括位于内核层的 Müller 神经胶质细胞核发生侧移位。无血管的中央小凹区被毛细血管弓环包绕。这些毛细血管位于内核层,留下了中央 250～600 μm 的无血管区。斜坡与基底膜增厚有关,基底膜在中央凹边缘达到最厚。中央凹的中心在外伤时容易发生黄斑孔。

旁中心凹:环绕黄斑边缘的一条宽 0.5 mm 的条带。此处视网膜各层结构如常,包括 4～6 层神经节细胞层和 7～11 层双极细胞。

中心凹周围:围绕超中央凹的一条宽 1.5 mm 的条带。这一区域有几层神经节细胞和 6 层双极细胞。

整个黄斑由凹部、中央小凹、中心凹、旁中心凹和中心凹周围区一起组成,又称中央区。中央区视网膜和周围区视网膜的神经节细胞层不同,在黄斑神经节细胞层有几个细胞的厚度,周围区只有 1 个细胞厚。黄斑的边界与颞侧血管弓相吻合,直径约 5.5 mm,由中心凹(直径 1.5 mm)、旁中心凹(2 mm×0.5 mm)和中心凹周围区(2 mm×1.5 mm)组成。

周围视网膜分为近、中、远和极周边部视网膜。近周边部是黄斑区外 1.5 mm 宽的带;中周边部是赤道部,宽 3 mm;远周边部从赤道延伸到锯齿缘,这条带的宽度取决于眼球大小和屈光状态。一般情况下,眼球赤道部周长 72 mm,锯齿缘周长 60 mm,这一条带的平均宽度 6 mm。赤道部到锯齿缘是玻璃体基底部的一部分,大部分周边部的病理改变都发生在这一区域。锯齿缘和睫状体平坦部是极周边部。

神经视网膜的分层:除中央凹、锯齿缘和视盘以外,神经视网膜由多层组成。①视锥、视杆细胞层(光感受器细胞层):由光感受器的内外节组成;②外界膜:为一层薄网状膜,由邻近光感受器和 Müller 细胞结合处组成;③外核层:由光感受器细胞核组成;④外丛状层:是疏松的网状结构,由视锥、视杆细胞的终球与双极细胞的树突及水平细胞的突起相连接的突触部位组成;⑤内核层:主要由双极细胞、水平细胞、无长突细胞及 Müller 细胞的细胞核组成;⑥内丛状层:主要由双极细胞、无长突细胞与神经节细胞相互接触形成的突触组成;⑦神经节细胞层:由神经节细胞核组成;⑧神经纤维层:由神经节细胞轴突构成;⑨内界膜:是视网膜和玻璃体间的一层薄膜,是 Müller 细胞的基底膜。

光感受器的组织结构包括外节、连接纤毛、内节、体部和突触 5 部分。每个外节由约 700 个扁平的膜盘堆积组成。视杆细胞的外节为圆柱形,视锥细胞的外节呈圆锥形,膜盘不断脱落和更新。全部视网膜有视杆细胞 1.1 亿～1.25 亿个,视锥细胞 630 万～680 万个。

视网膜色素上皮:为神经视网膜和脉络膜之间含有黑色素的上皮细胞层。视网膜色素上皮是单层细胞,在剖面上是立方形,从上面看是六边形。六边形细胞相互之间是紧密连接的连接小带,阻断了水和离子的自由来往。这种连接的屏障相当于由视网膜毛细血管的内皮细胞形成的血-视网膜屏障。

视网膜色素上皮细胞的大小和形状都不同。黄斑区的视网膜色素上皮细胞很小,周边的视网膜色素上皮细胞大而扁平。因为视网膜上光感受器的密度也不相同,每个视网膜色素上皮细胞上光感受器的数量大致恒定(每个视网膜色素上皮细胞上有 45 个光感受器细胞)。这个常数有肯定的生理学意义。因为每个视网膜色素上皮细胞在代谢上支持一定数量的光感受器细胞的功能。

(2)生理:视网膜的功能是既要捕捉外界的光,又要对光所引起的刺激进行处理。尽管视网膜体很薄,但结构紧凑,反映了功能的复杂性。捕捉光子并将其转换为电刺激称为光的转换,这个过程是在光感受器-锥杆细胞的外节完成的。视色素分子是光电转换的生化基础,位于光感受器外节膜盘上。光感受器的神经冲动经双极细胞传至神经节细胞,由神经节细胞发出的神经纤维(轴突)向视盘汇集。黄斑区纤维以水平缝为界,呈上下弧形排列到达视盘颞侧。此纤维束称视盘黄斑纤维束。颞侧周边部纤维也分为上下侧,进入视盘。视网膜鼻侧上下部的纤维直接向视盘汇集。

视色素:人视网膜上有 4 种视色素。1 种(视紫质)在杆细胞中,3 种在锥细胞中。每个杆锥细胞的外节只含有 1 种视色素。锥细胞色素是视紫蓝质,根据吸收光谱,有对红光敏感的(570 nm),有对蓝光敏感的(440 nm),有对绿光敏感的(540 nm)。这 3 种类型色素细胞受到的刺激混合在一起,形成颜色视觉。杆细胞的视色素是视紫质,最好吸收的光波是长 500 nm 的蓝绿光。11-顺视黄醛是这 4 种人视色素的共同显色基团。每种视色素吸收不同波长的光,每种视色素不同的光谱特性体现在显色基团与蛋白的相互作用上。这可通过视黄醛分子疏水端的断裂或视黄醛与蛋白之间去碱基的断裂实现。颜色视觉的缺陷是由于缺少一种或多种视色素,很可能是由于变异导致视色素前体蛋白合成时没有与 11-顺视黄醛结合。

光转换和视觉过程:所有光感受器细胞通过去极化过程对捕获的光能量起反应。双极细胞和水平细胞与光感受器通过交换化学神经递质进行信息传导,并进行第二次信息处理。在暗适应情况下,光感受器去极化,释放出神经递质。捕获光能量导致超极化,引起释放的神经递质减少。在其他的中央神经系统中谷氨酸盐是主要的激动型神经递质,但可能还有许多其他神经递质存在。

视网膜色素上皮的功能:吸收散射光线;控制视网膜下腔的液体和营养物质(血-视网膜屏障的功能);视色素的再生和合成;合成生长因子和其他代谢物;维持视网膜的贴附;胞饮和消化光感受器的代谢废物;维持电稳态;创伤和手术后的再生和修复。视网膜色素上皮对维持光感受器的功能非常重要。它也会受到许多视网膜和脉络膜疾病的影响。实际上,临床上许多视网膜疾病所发生的色素改变都发生在色素上皮层,而不是在视网膜,视网膜本身是透明的。从胚胎学上讲,色素上皮是从神经管发育而来,但细胞分化为单层转运上皮组织,它主要是对神经视网膜起代谢隔离和支持的作用,代谢隔离作用称为"屏障功能"。

（3）代谢包括以下几项内容。

视网膜色素上皮的代谢和膜的功能,包括以下内容。①合成与代谢:视网膜色素上皮中有许多线粒体,并积极地参与氧化代谢。酶合成用来进行膜的转运、视色素的代谢和废物的消化。视网膜色素上皮含有抗氧化的过氧化物歧化酶和催化酶,可减少破坏脂质膜的自由基产生。视网膜色素上皮对于产生和维持光感受器细胞间质也有作用。这对于视网膜贴附和调节附近纤维血管组织的生长因子的产生都有作用。②膜的性能和液体的转运:视网膜色素上皮的膜含有大量的选择性的离子通道,还有大量主动和易化的离子和代谢物(如糖和氨基酸)的转运系统。细胞的顶部和底部膜上有不同的转运系统和离子通道。例如,钠-钾泵只存在于顶部的膜上,而氯-重碳酸盐转运系统只存在于底部的膜上。这种不对称转运的效果是使水从顶端到底端的方向跨过视网膜色素上皮运输,并产生跨视网膜色素上皮的电位差。水的运动和跨细胞电位的形成,是几种转运系统综合作用的结果。因此,如果阻断了向基底膜方向离子的转移或刺激了向顶端方向离子的转移,水的转运都会消失。

视色素的再生:1877 年,Kuhne 发现视色素再生才能维持视觉过程。主要的视杆细胞色素、视紫质、含有维生素 A 的醛分子结合到视蛋白大分子上,只有视蛋白是 11-顺式的时候,它才对光敏感。吸收光子后,维生素 A 变成全反形式,在千分之一秒之内,激活的酶打断了杆细胞外节单磷酸鸟苷的循环,关闭了钠通道,开始转导过程。同时,去敏感的视紫质开始了一系列的与视觉无关的化学再生改变。维生素 A 与视蛋白分子分开,转运蛋白将其带到视网膜色素上皮细胞上。在视网膜色素上皮分子中维生素 A 以脂的形式储存,最终异构化为11-顺式,并与视蛋白结合。视网膜色素上皮在此过程中至关重要,并从血流中捕获维生素 A 维持眼内的浓度。

光感受器的更新和吞噬作用:光感受器像皮肤一样,持续暴露在放射能量(光线)和氧气中(来自脉络膜),加速了自由基的产生,时间过长可损伤细胞膜。因此,需要进行细胞更新。每天光感受器远端有 100 个膜盘被视网膜色素上皮吞噬,同时新的膜盘不断地合成。细胞更新过程是有生理节律的。杆细胞膜盘的脱落在早晨刚接受光线时最多,而锥细胞在环境刚变黑时脱落膜盘最多。约每 2 周外节完全更新 1 次。在视网膜色素上皮内,吞噬的膜盘被包裹在吞噬泡内,吞噬体与溶酶体融合,然后被消化。必需脂肪酸保留下来,用于外节合成的循环。废物或被破坏的膜组织经视网膜色素上皮的基底膜排泄出去。每个视网膜色素上皮细胞每天需要消化 4 000 个膜盘。一些膜组织可能在视网膜色素上皮中持续存在,形成脂褐素。脂褐素的形成与视网膜色素上皮的吞噬能力下降有关,引起视网膜色素上皮的衰老和老年黄斑变性。视网膜色素上皮内的脂褐质被称为老年色素,是自发荧光产生的主要物质。

(4)视网膜和脉络膜的循环:正常情况下,眼睛的屈光系统是透明的。因此,可以在在体情况下观察到视网膜的循环系统。很多视网膜的主要疾病都与视网膜和脉络膜的血管改变有关。理解眼底的循环系统对于认识后节的疾病是非常重要的。

循环大体解剖学:视网膜从 2 个不连续的系统接受营养,包括视网膜血管和脉络膜血管。2 个系统都是从眼动脉分化出来的,眼动脉是颈内动脉的第一分支。眼动脉的主要分支有视网膜中央动脉、后睫状动脉和眼肌的分支。代表性的是存在 2 条后睫状动脉,包括内侧支和外侧支,但有时可以看到第 3 支——上方后睫状动脉。脉络膜分水岭区域,代表每支后睫状动脉供应区之间的区域,常位于视盘和黄斑之间的垂直带。后睫状动脉进一步分为 2 条后长睫状动脉和大量后短睫状动脉。后脉络膜毛细血管是由这些睫状后短动脉供应的,它们从视盘旁和黄斑下进入脉络膜。前部脉络膜毛细血管由睫状长动脉的分支供应,也由前睫状动脉的分支供应。前后脉络膜循环的分水带在赤道部。

脉络膜通过涡状静脉系统回流,涡状静脉常有 4～7 支主要的血管,每个象限 1～2 支,位于赤道部。在病理情况下,如高度近视,可能看到后涡状静脉从视盘边引流。涡状静脉引流入上下眶静脉,再分别进入颈静脉窦和翼从。上下眶静脉之间常有交通支。中央视网膜静脉引流视网膜和视神经的前段进入颈静脉窦。因此,视网膜和脉络膜的循环系统都与颈静脉窦有交流。

脉络膜是眼睛最富血管的部位,从重量上也是身体血管组织最多的部位。脉络膜循环系统负责供给光感受器——视网膜色素上皮复合体营养。脉络膜循环系统主要作用是供视网膜养分,但还有其他功能。作为一个热储槽,脉络膜把光子与视色素和色素上皮、脉络膜的黑色素反应代谢过程产生的大量热传走,而且可能是眼内组织的一个机械的缓冲垫。

脉络膜的所有结构都有节段性。血运的节段性分布开始于后睫状动脉分支的水平,由涡静脉系统引流。节段性分布的结果是由大、中脉络膜动脉进入终末的脉络膜细动脉。不像视网膜,脉络膜动静脉互相不平行。每支终末脉络膜细动脉供应一片独立的脉络膜毛细血管区域,由一小静脉引流。因此,尽管脉络膜血管解剖上是 1 支与毛细血管层相连,但功能上呈小叶状节段充盈方式。

(5)血-视网膜屏障:由视网膜血管和视网膜色素上皮共同组成。视网膜毛细血管内皮形成血-视网膜内屏障,组织视网膜血管内物质漏出到组织间;视网膜色素上皮形成血-视网膜外屏障,阻止脉络膜血管内物质进入视网膜。屏障功能依赖于紧密连接,限制细胞间水溶性分子的运动,防止这些分子进入视网膜。电子显微镜检查显示,围绕视网膜毛细血管内皮细胞和视网膜色素上皮顶端有大量阻塞小带,大分子和离子不能从循环中被动地扩散进入视网膜,但可与选择性的主动运输联系起来。脉络膜毛细血管有大量的窗、胞饮泡,缺少紧密连接,大分子可以通过,不构成血-视网膜屏障。位于脉络膜毛细血管和视网膜色素上皮之间的 Bruch 膜只对大分子有扩散屏障的作用。

视网膜色素上皮可以直接摄取所需的养分(如维生素 A)和排出代谢废物。此外,脉络膜毛细血管的高蛋白通透性,导致脉络膜比视网膜有更大的渗透压。渗透压的差别使液体从视网膜外间隙吸收到脉络膜更加容易,这可能是保持视网膜与视网膜色素上皮贴附的一个机制。

二、眼球内容

(一)眼内腔

眼内腔包括前房、后房和玻璃体腔。

1.前房

(1)前房:由角膜、虹膜、瞳孔区晶状体、睫状体前部共同围成的腔隙。前房内充满房水,容积约0.25 mL。前房在瞳孔处最深,正常成人约为 3 mm,周边部渐浅,最周边处称为前房角。前房的深度随年龄、屈光状态等改变。年轻人、近视者前房较深,老年人、远视者前房较浅。

(2)前房角:前外侧壁为角巩膜缘,后内侧壁为虹膜根部和睫状体前端,两壁在睫状体前端相遇,组成前房角。前房角是房水排出的主要途径,对维持正常眼内压起重要作用。当前房角解剖结构或房水排出功能异常时,房水排出受阻,眼内压升高,导致青光眼发生。

前房角内有以下结构:①Schwalbe 线,即角膜后弹力层的止端与其附近的角膜基质纤维形成的一条环形隆起线,是前房角前壁的前缘,小梁网的前端附着点。②巩膜突,是巩膜向前房突出的窄嵴,小梁网附着于巩膜突前面,睫状肌的纵行纤维附着于巩膜突的后面。③小梁网,位于 Schwalbe 线与巩膜突之间的巩膜内沟(角巩膜缘内面的凹陷)内,其内侧与房水接触,外侧的后 2/3 与 Schlemm 管相邻。小梁网是由小梁相互交错形成的多层海绵状组织,宽约 0.5 mm,每一束小梁由胶原纤维核心以及其外围绕的弹力纤维和最外被覆的一层内皮细胞——小梁细胞组成。小梁网具有筛网的作用,使房水中的一些微粒物质和细胞不易进入 Schlemm 管。小梁网自内向外依次分为三部分,即葡萄膜小梁网、角巩膜小梁网和邻管组织,目前研究认为,邻管组织可能为房水流出阻力最大的部位。根据与 Schlemm 管的关系,又可将小梁从后向前分为两部分:Schlemm 管位于小梁网后 2/3 的外侧,此区有引流房水的作用,故称为功能小梁;小梁网的前 1/3 不能引流房水,称为非功能小梁。小梁网有年龄相关性改变,老年人小梁细胞数目减少,胞质内色素颗粒增多,小梁束增厚,小梁网间隙变窄,房水外流阻力增加。④Schlemm 管,是围绕前房角一周的房水输出管道,由若干小腔隙相互吻合而成,管腔直径为 0.5～0.6 mm,内壁仅由一层内皮细胞与小梁网相隔,外壁发出 25～35 条集液管,通过巩膜内静脉丛与睫状前静脉相通。

2.后房

后房为虹膜后面、晶状体前面、晶状体赤道部、玻璃体前面、睫状体内面之间形成的一个不规则的腔隙。此腔内充满房水,容积约 0.06 mL。

3.玻璃体腔

玻璃体腔前界为晶状体、晶状体悬韧带和睫状体后面,后界为视网膜前面,其内填充透明的玻璃体。占眼球容积的 4/5,约为 4.5 mL。

(二)眼内容物

眼内容物包括房水、晶状体和玻璃体,三者均透明又有一定屈光指数,是光线进入眼内到达视网膜的通路。它们与角膜一并构成眼的屈光系统。

1.房水

房水由睫状体的睫状突上皮产生,房水充满后房和前房,总量为 0.15～0.3 mL,其主要成分是水,占总量的 98.75%。房水来源于血浆,但其化学成分不同于血浆,房水中蛋白质含量约为 0.2 mg/mL,仅为其血浆含量的 1/400～1/300,房水中白蛋白含量相对高于血浆,而球蛋白含量相对低于血浆。当外伤等原因导致血-房水屏障破坏时,房水中蛋白含量急剧增多。临床上,裂隙灯检查出现房水闪光现象。此外,房水中抗坏血酸、乳酸等含量高于血浆,氨基酸、葡萄糖等含量低于血浆。其他化学成分尚有少量无机盐、透明质酸盐、尿素、氯化物以及一些生长因子如转移生长因子(TGF-β)等。房水的 pH 值为 7.3～7.5,比重 1.003,黏度为 1.025～1.100,屈光指数 1.336。

房水处于动态循环中。它由睫状体的睫状突上皮产生后到达后房,通过瞳孔进入前房,然后由前房角经小梁网进入 Schlemm 管,再经集液管和房水静脉,最后进入巩膜表层的睫状前静脉而回到血液循环。这一外流途径为压力依赖性的。另有少部分(占 10%～20%)房水从葡萄膜巩膜途径引流或经虹膜表面隐窝吸收(微量)。这一排出途径为非压力依赖性的。如果房水循环通道任何部位受阻,将导致眼压升高。

房水生成包括分泌、超滤过、扩散 3 种方式。分泌为一个主动的需氧耗能过程,所产生房水约占房水生成总量的 75%。这一过程不受眼压影响,其确切机制尚不清楚。一般认为是一些离子如钠离子等被睫状突上皮细胞主动转运至后房,继之液体被动移动。此过程涉及钠、钾激活三磷酸腺苷酶的阳离子转运系统及碳酸酐酶参与的重碳酸盐转运系统。超滤过过程是压力依赖性的,受眼压、睫状体毛细血管压、血浆胶体渗透压、毛细血管渗透性、毛细血管数和血管壁厚度影响,约 25% 的房水由超滤过作用形成。扩散作用产生的房水很少。房水生成量受年龄、药物、睫状体病变等因素的影响,并有明显的昼夜变化(生成量白天多于夜晚)。正常情况下,房水生成率为 2～2.5 μL/min。

房水功能为维持眼内压,营养角膜、晶状体及玻璃体并清除上述组织代谢产物。

2.晶状体

(1)解剖:晶状体位于眼后房,处于虹膜后表面和玻璃体前表面之间。晶状体后表面挤压中央区玻璃体前表面形成一小凹,称玻璃体小凹。晶状体通过小带纤维(也称悬韧带)与睫状体相连。小带纤维附着于晶状体赤道部前 1.5 mm 至赤道后 1.25 mm 的晶状体囊膜上。

晶状体由晶状体囊和晶状体纤维组成:①晶状体囊是一层包绕整个晶状体的弹性基底膜,主要由Ⅳ型胶原、硫酸软骨素、纤维蛋白等组成。与其他基底膜不同的是,晶状体囊膜终生都在产生,而且不同部位的厚度不尽相同。其中赤道部前后最厚,约 23 μm,后极部最薄,约 4 μm。临床上,根据囊膜与赤道的相对位置分为前囊和后囊。赤道前的为前囊,由其下的晶状体上皮细胞分泌形成;赤道后的为后囊,由拉长的皮质细胞生成。晶状体上皮细胞是单层立方上皮细胞,位于前囊下,并延续到赤道后约 1 mm 处,是晶状体中代谢最为活跃的部分。由于在胚胎发育过程中,后部上皮细胞已形成原始晶状体细胞,故出生后人眼晶状体后囊下没有上皮细胞。②晶状体纤维为同心性长纤维,每一条纤维为一个带状细胞。这种纤维细胞由赤道部的晶状体上皮细胞产生,新形成的细胞排列整齐组成皮质,并不断地将旧的细胞向中心挤压形成晶状体核。皮质位于囊膜与晶状体核之间,占体积的16%。晶状体核位于晶状体的中心,占体积的84%。根据其在晶状体发育过程中出现的时间顺序分为胚胎核、胎儿核、婴儿核、成人核。

(2)形态:晶状体是一个透明的双凸透镜,一生都处于不断增长之中。出生时晶状体直径5 mm、中央厚度3.5～4 mm;成人晶状体直径9～10 mm,中央厚度4～5 mm。前表面较平坦,曲率半径为10 mm;后表面较凸,曲率半径为6 mm。

(3)生理学作用包括以下内容。①屈光:正常眼无调节状态下晶状体相当于20 D的凸透镜,是最主要的眼屈光介质之一。晶状体纤维的规则排列保证了其良好的透明性,光线的散射也很少,年轻人晶状体能透过90%的可见光。②调节:晶状体的小带纤维与睫状体相连,睫状肌的收缩与松弛通过小带纤维带动整个晶状体厚度的变薄或增厚,从而改变其曲折力。在晶状体弹性下降和睫状肌功能减退的情况下,眼的调节力下降。③吸收紫外线,保护视网膜:晶状体对不同波长光线的透过率不同,紫外线的透过率较低。晶状体对光线的屏障作用降低了视网膜的光损伤。

(4)代谢和年龄性改变:晶状体是一单纯上皮细胞结构,无血管和神经组织,其营养来自房水和玻璃体,主要通过无糖酵解途径获取能量。晶状体细胞的代谢是自我调节的。正常的代谢活性是保证其透明性、完整性和光学性能的前提。晶状体囊及其上皮细胞通过“泵”的主动转运和扩散作用与房水和玻璃体进行物质交换。

随着年龄的增长,晶状体的重量逐渐增加。出生时晶状体重量65 mg,1岁时达到125 mg,10岁时为150 mg,之后以每年1.4 mg的速度递增,90岁时可达260 mg。晶状体核也越来越大,弹性逐渐下降,透明性也有所降低。

3.玻璃体

(1)解剖:玻璃体为无色透明的胶体,位于晶状体后面的玻璃体腔内,占眼球内容积的4/5,成人的玻璃体约4.5 mL。其前面有一凹面称髌状窝,晶状体后面位于这一凹面内,其他部分附着于睫状体和视网膜的内表面。

玻璃体由98%的水与2%的胶原和透明质酸组成。胶原纤维呈三维结构排列形成网架,其上附着透明质酸黏多糖,后者能结合大量水分子,从而使玻璃体呈凝胶状。玻璃体周边部的胶原纤维排列较致密,形成玻璃体膜,其中以睫状体平坦部和视盘附近的玻璃体膜最厚,与周围组织的连接也最紧密。玻璃体膜分为前后两部分:前界膜,位于晶状体后表面和睫状体平坦部(又称玻璃体基底部);后界膜,从前界膜到视盘边缘处为止。

(2)胚胎发育包括以下内容。①原始玻璃体:在胚胎发育的第 1 个月形成,其主要作用是由原始玻璃体血管及其分支形成血管丛供应晶状体的发育所需的营养。这一血管组织在胚胎第 2 个月尚未完全退化。②二级玻璃体:在胚胎发育的第 2 个月形成,为无血管组织,其中包括一些波浪形的胶原纤维,这些纤维之后发育成视网膜。由于二级玻璃体向中心的挤压作用,退化的原始玻璃体变成一条窄的管腔称透明管或 Cloquet 管。③三级玻璃体:在胚胎发育的第 3 个月形成,由二级玻璃体发育而来,即晶状体悬韧带形成。

(3)生理功能:玻璃体是眼屈光介质的组成部分,具有三大物理特性,即黏弹性、渗透性和透明性,对光线的散射极少,并对晶状体、视网膜等周围组织有支持、减震和营养作用。玻璃体的周边有少量游走的玻璃体细胞,可能与酸性黏多糖和胶原合成有关。

(4)代谢和年龄性改变:玻璃体的代谢较为缓慢,不能再生。出生后,随着眼球的逐渐增大,玻璃体量也随之增多。中年以后,规则排列的胶原纤维开始变形,黏弹性下降,玻璃体的胶原支架结构逐渐塌陷或收缩,水分析出,玻璃体凝胶逐渐成为液体,称玻璃体液化。

第二节　眼附属器

眼附属器包括眼睑、结膜、泪器、眼外肌和眼眶。

一、眼睑

眼睑对眼球的保护具有重要的作用,它能保护角膜免受外伤和防止刺眼的强光进入眼内。

(一)眼睑的组织解剖

眼睑分为上睑和下睑,覆盖眼球前面。上睑上界为眉,下睑下界与面颊部皮肤相连续,无明显分界。上下眼睑的游离缘,即皮肤和结膜交界处,称睑缘,上下睑缘之间的裂隙称睑裂。睑裂的高度、大小因年龄、性别、种族、眼别不同而有差异,成人的睑裂高度平均为 7.54 mm,睑裂水平长度平均为 27.88 mm。睁眼时,成年时期,上睑缘遮盖角膜上缘 1.5～2 mm,下睑缘则与角膜下缘相切。睑裂的颞侧端,即上下眼睑外侧交界处,称外眦,呈锐角。鼻侧端,即上下眼睑内侧交界处,称内眦。内眦角钝圆,略呈蹄形。内眦与眼球之间有一小湾,称泪湖。泪湖的鼻侧部分可见一椭圆形肉样隆起,称泪阜。泪湖的颞侧有一半月形皱襞,色红,称结膜半月皱襞。半月皱襞相当于动物的第三眼睑,是一种退化的组织。

睑缘宽2 mm,分前后两唇。前唇钝圆,后唇呈直角,紧贴眼球,两唇间皮肤与黏膜交界处形成浅灰色线,称为灰线。该处是相对无血管区域,因此呈灰色。前唇有睫毛,后唇有一行排列整齐的睑板腺导管开口。上睑皮肤有一沟,称上睑沟,即为双重睑。

眼睑组织分为5层,由前向后依次为皮肤、皮下疏松结缔组织、肌层、纤维层和结膜。

1.眼睑皮肤

眼睑皮肤是全身皮肤最薄的部位,容易形成皱褶。

2.皮下组织

皮下组织由疏松结缔组织构成,容易发生水肿。

3.肌层

肌层包括眼轮匝肌、上睑提肌和Müller肌。

(1)眼轮匝肌:位于皮下的一薄层肌肉,以睑裂为中心环绕上下睑。眼轮匝肌分为睑部、眶部和泪囊部三部分。睑部为眼轮匝肌的主要部分,其纤维起自眼睑内眦韧带,转向外侧呈半圆形,终止于外眦韧带,按不同的位置还可分为睑板前、眶隔前两部分。眶部位于睑部眼轮匝肌的外围。泪囊部眼轮匝肌也称Horner肌,其深部的纤维起始于泪后嵴后方的骨面,经泪囊后方达睑板前面,加入眼轮匝肌的纤维中。Horner肌有助于维持眦角的后部,当闭眼时维持眼球对眼睑的紧张度。正常情况下,泪液的排出就是依赖于泪囊部眼轮匝肌的泪液泵作用。

(2)上睑提肌:眼睑主要的收缩肌。由Zinn环的上方开始,沿眶上壁于上直肌上方向前可见上睑横韧带(又称Whitnall韧带),上睑提肌膜状扩展成腱膜,向下行走14～20 mm,最后其纤维附着于上睑板上缘3～4 mm处,部分纤维附着于上穹隆部结膜,扩展的腱膜内外两端称"角"。外侧角于泪腺的眶部和睑部间穿过,附着于外眦韧带,内侧角较薄弱,附着于内眦韧带和额泪缝。

(3)Müller肌:起始于上睑提肌下面的横纹肌纤维间和下直肌的筋膜,附着于上下睑板的上、下缘。Müller肌是受颈交感神经支配的平滑肌,在上下眼睑起辅助收缩作用,使眼裂开大。当颈交感神经麻痹时,可造成Horner综合征,其临床特征是上睑下垂、瞳孔缩小和面部不对称性无汗三联症。

4.纤维层

纤维层包括睑板和眶隔两部分。

(1)睑板是由致密的结缔组织、丰富的弹力纤维和大量睑板腺组成,是眼睑的支架组织。上睑板较大,呈半月形,上睑板中央高度8～12 mm,下睑板中央高度3～5 mm。睑板内有垂直排列的皮脂腺,称睑板腺(Meibom腺)。上睑有25～30个,下睑约有20个,每个腺体中央有一导管,各中央导管彼此平行,垂直排列并开口于睑缘灰线后,分泌的油脂构成角膜前的泪液膜脂质层。临床上,睑板腺囊肿手术时,手术切口应垂直睑缘,以避免损伤大量睑板腺。

(2)眶隔是睑板向四周延伸的一薄层富有弹性的结缔组织膜。外侧部眶隔较内侧厚且强,上睑的眶隔较下睑的厚。眶隔的纤维延伸至上睑提肌腱膜前表面。上睑的眶隔常附着于睑板3～4 mm,下睑的眶隔睑板与睑筋膜相融合。眶隔是将眼眶和眼睑相隔开。临床上,手术时若损伤眶隔,易造成眶内脂肪脱出。

5.睑结膜层

结膜是覆盖于眼睑的后表面和眼球前部的黏膜。睑结膜紧贴于睑板后面(详见本节"结膜")。

(二)眼睑的血管

眼睑是体内血液供应最好的组织之一。因此,具有高度的再生和修复能力。

眼睑动脉来自两个系统:一是来源于颈外动脉的面动脉、颞浅动脉和眶下动脉;二是来源于颈内动脉的眼动脉分支的鼻梁动脉、额动脉、眶上动脉和泪腺动脉。这些动脉于上下眼睑相互吻合,形成睑缘动脉弓和周围动脉弓。睑缘动脉弓位于离睑缘2～3 mm处,周围动脉弓睑板上缘、眼轮匝肌和Müller肌之间。

静脉回流汇入眼、颞及面静脉中。这些静脉皆无静脉瓣,血流可以通过眼静脉、海绵窦进入颅内。因此,眼睑化脓性炎症如处理不当(如切开或挤压未成熟的睑腺炎),炎症可扩散至海绵窦而导致严重的后果。

眼睑的淋巴管分为内外两组引流。下睑内侧2/3和上睑内侧1/3由内侧淋巴组引流至颌下淋巴结;上下睑的其余部分则分浅深二组分别由外侧淋巴组引流至耳前淋巴结和腮腺淋巴结。

(三)眼睑的神经

眼睑的神经包括运动神经(面神经、动眼神经),感觉神经(三叉神经的第1支、第2支)和交感神经。

1.面神经

面神经为运动神经。其颞支位于眶外上方,支配部分眼轮匝肌、皱眉肌和额肌。颧支支配眼轮匝肌下部。临床上,当面神经麻痹,眼轮匝肌功能丧失,会出现眼睑闭合不全。

2.动眼神经

上支支配上睑提肌。

3.三叉神经

三叉神经为感觉神经。其第 1 支分出泪腺神经、眶上神经、滑车上下神经等。第 2 支即上颌神经,分出眶下神经、颧面神经和颧颞神经等。上睑主要由眶上神经支配。

4.交感神经

交感神经为颈交感神经的分支,分布于 Müller 肌、血管及皮肤的各种腺体。

二、结膜

结膜为一连续眼睑与眼球间的透明的薄层黏膜,覆盖于眼睑后面和眼球前面。

(一)结膜的解剖学

按解剖部位,结膜分为睑结膜、球结膜和两者移行部的穹隆结膜三部分。如果以睑裂为口、角膜为底,结膜正好成一囊,即结膜囊。

1.睑结膜

覆盖于睑板内面,与睑板紧密粘连,不能被推动。上睑结膜距睑缘后唇约 3 mm 为睑板下沟,此处为血管穿过睑板进入结膜的部位。临床上,在此处较容易存留异物。正常情况下,在透明的结膜下可见垂直走行的小血管和部分睑板腺管。

2.球结膜

球结膜是结膜中最薄的部分,覆盖于眼球前部巩膜表面,止于角巩膜缘。球结膜与其下方组织结合疏松,可被推动。在角膜缘部,结膜上皮细胞移行为角膜上皮细胞。因此,结膜疾病容易累及角膜浅层。当巩膜黄染或结膜下出血时,通过透明的结膜可显而易见。

3.穹隆结膜

介于睑结膜和球结膜之间,穹隆结膜可分为上、下、鼻、颞 4 个部位。此部结膜组织疏松,多皱褶,便于眼球活动。

(二)结膜的组织学

结膜的组织结构分上皮层和固有层,固有层又分为腺样层和纤维层。上皮层在睑缘部为扁平上皮,睑板部仅有 2～3 层上皮细胞,球结膜上皮呈扁平形,在角膜缘部上皮细胞逐渐演变为复层鳞状上皮,然后过渡到角膜上皮。固有层的腺样层在穹隆部发育较好,由纤细的结缔组织网构成,其间有淋巴细胞、组织细胞和肥大细胞。慢性炎症时,淋巴细胞大量增生而形成滤泡。纤维层由胶原纤维和弹力纤维交织而成,睑结膜无此层。

结膜的分泌腺:①杯状细胞分布于睑结膜和穹隆结膜的上皮细胞层,睑板沟处较集中,分泌黏液湿润角膜和结膜,起保护作用;②副泪腺(Krause 腺、Wolfring 腺)位于穹隆结膜下,分泌泪液。

(三)结膜的血管和神经

来自眼睑动脉弓及睫状前动脉。睑动脉弓分布于睑结膜、穹隆结膜和距角膜缘 4 mm 以外的球结膜。此动脉称为结膜后动脉,充血时结膜充血。睫状前动脉由眼动脉的肌支发出,在角巩膜缘 3～5 mm 处,一部分穿入巩膜,另一部细小的巩膜上支继续前行组成角膜周围血管网,并分布于球结膜,后者称结膜前动脉。角膜缘血管网充血时称睫状充血。

结膜受三叉神经分支支配。

三、泪器

泪器包括分泌泪液的泪腺和排泄泪液的泪道。

(一)泪腺

泪腺位于眼眶外上方的泪腺窝内,长约 20 mm,宽 12 mm,借结缔组织固定于眶骨膜上。上睑提肌腱从中通过,将其分隔成较大的眶部泪腺和较小的睑部泪腺。正常时从眼部不能触及。泪腺共有排泄管10～20 个,开口于上穹隆结膜的颞侧部。泪腺组织是由腺小叶合并而成的葡萄状浆液腺。血管供应来自眼动脉的泪腺动脉。

泪腺神经为混合神经,其中感觉纤维为三叉神经眼支的分支;分泌纤维来自面神经中的副交感神经纤维和颅内动脉丛的交感神经纤维,主泪腺分泌。

(二)泪道

泪道由泪点、泪小管、泪囊和鼻泪管 4 部分组成。

1.泪点

位于上、下睑缘内侧端一圆形隆起上,为泪道的起始部位。直径为 0.2～

0.3 mm,泪点开口面向泪湖。正常情况下泪点贴附于眼球表面。

2.泪小管

泪小管为连接泪点和泪囊的小管,管长约 10 mm。管的开始部分垂直,长约 2 mm,然后呈水平位转向泪囊。到达泪囊前,上、下泪小管多先汇合成泪总管后再进入泪囊。

3.泪囊

泪囊位于内眦韧带后面,泪骨的泪囊窝内。其上方为盲端,下方与鼻泪管相连续,长约 12 mm,宽 4~7 mm。

4.鼻泪管

位于骨性鼻泪管的管道内,上接泪囊,向下开口于下鼻道,全长 18 mm。鼻泪管中有黏膜皱襞。鼻泪管下端的 Hasner 瓣膜为胚胎期的残物,如出生后仍未开放可发生新生儿泪囊炎,可以向下方按压泪囊部,泪囊内液体可以冲破 Hasner 瓣膜,从而缓解症状。

泪液排到结膜囊后,经瞬目运动分布于眼球的表面,并向内眦汇集于泪湖,再由泪点、泪小管的虹吸作用进入泪道。

泪液为弱碱性透明液体,除含有少量蛋白和无机盐外,尚含有溶菌酶、免疫球蛋白A、补体系统、β 溶素及乳铁蛋白。故泪液除有湿润眼球作用外,还有清洁和杀菌作用。正常状态下,16 小时内分泌泪液为 0.5~0.6 mL。

泪道的组织学:泪囊和鼻泪管均有两层上皮细胞,浅层为柱状上皮,深层为扁平上皮。上皮内可见丰富的杯状细胞,泪囊和鼻泪管上皮下固有层可分为腺样层与纤维层,腺样层内有淋巴细胞,纤维层含大量弹力纤维,纤维与泪小管四周的弹力纤维相连续。

泪道的血液供应,来源有三:①来自眼动脉分支,上睑内侧动脉供应泪囊,下睑内侧动脉供应鼻泪管;②来自面动脉分支,内眦动脉供应泪囊与鼻泪管;③来自颌内动脉分支,眶下动脉供应泪囊下部,蝶腭动脉的鼻支,供应鼻泪管下部。

泪道的神经支配:感觉神经纤维来自三叉神经的眼支,鼻睫状神经的滑车下神经分支支配泪小管、泪囊和鼻泪管上部。三叉神经上颌支的前上齿槽神经支配鼻泪管下部。运动神经来自面神经分支,供应该部的眼轮匝肌。

四、眼外肌

眼外肌起源于胚胎组织的中胚层,妊娠第 3~4 周时开始发育。眼外肌周围的组织也在妊娠早期开始发育,滑车的形成开始于妊娠的第 6 周。在妊娠 6 个月时,所有的眼外肌及其周围组织都已经形成,以后仅仅是整个体积的增大而已。

(一)眼外肌的解剖

6 条眼外肌分为 4 条直肌和 2 条斜肌。直肌中一对为水平直肌(内直肌和外直肌),另一对为垂直直肌(上直肌和下直肌)。除下斜肌起源于上颌骨鼻泪管开口外侧浅窝处外,其余均起自眼眶尖部的 Zinn 纤维环。直肌的止端是薄而较宽的肌腱,附着于眼球赤道前部的巩膜上。4 条直肌附着点距角膜缘之距离,依内、下、外、上之顺序形成一个特殊的螺旋状,称为 Tillaux 螺旋。斜肌的止端附着于眼球赤道后部的巩膜上,一般斜肌的附着点比直肌的更加容易变异。

1.内直肌

起始于眼眶尖部的 Zinn 纤维环,沿眶内侧向前走行,附着于鼻侧角膜缘后 5.5 mm 处巩膜上。肌全长 40.8 mm,腱长 3.7 mm,腱宽 10.3 mm,与眼球巩膜接触弧为 6 mm,为眼外肌中最短者。内直肌是唯一没有筋膜与斜肌相连接的肌肉。因此,当进行眼眶手术或斜视手术时,对于内直肌最危险的问题是肌肉的滑脱。内直肌作用是能使眼球水平内转。

2.外直肌

起始于眶尖 Zinn 纤维环,沿眶外侧向前走行,横贯下斜肌附着点后,附着在颞侧角膜缘后 6.9 mm 处巩膜上。肌长 40.6 mm、腱长 8.8 mm 以及腱宽 9.2 mm,外直肌接触弧为 12 mm。外直肌的下缘恰好由下斜肌止端的上缘通过,在此两肌肉之间有筋膜相连接(即距外直肌止端后 8～9 mm 处)。如果手术中不慎将外直肌滑脱,可在此部位找回滑脱的外直肌。外直肌作用是能使眼球水平外转。

3.上直肌

在 Zinn 纤维环上方发出后,经眶上壁在上睑提肌下面向前、上、外走行。附着于上方角膜缘后7.7 mm处巩膜上。肌腱附着线与角膜缘并非同心性,附着线的鼻侧较颞侧略向前(距角膜缘鼻侧为 7 mm,颞侧为 9 mm),肌腱附着线的中心略偏于眼球垂直子午线的鼻侧。肌长 40.8 mm,腱长 5.8 mm,腱宽10.6 mm,与眼球的接触弧为 6.5 mm。上直肌肌肉平面与视轴形成 23°夹角。该夹角决定了在第一眼位时上直肌的作用是使眼球上转、内转、内旋(角膜垂直子午线上缘向鼻侧旋转)。如果眼球外转 23°夹角,肌肉平面与视轴相平行。理论上,上直肌仅有上转作用。当眼球内转角度增大时,上直肌上转作用逐渐减小,内旋和内转作用逐渐增大。上直肌经过上斜肌腱膜与上睑提肌筋膜相连接,故当上直肌手术后若不注意这些连接关系就可能导致眼睑裂变宽或变窄。

4.下直肌

在 Zinn 纤维环下缘发出后,经眶下壁由后向前、下、外走行,附着于下方角膜缘后 6.5 mm 处巩膜上。其附着线鼻侧端比颞侧端更靠近角膜缘,肌腱附着线的中心略偏鼻侧。肌长 40 mm,腱长 5.5 mm,腱宽 9.8 mm,与眼球的接触弧为 6.5 mm。下直肌肌肉平面与眼球视轴成 23°夹角,第一眼位时下直肌的作用是上转、内转和外旋(角膜垂直子午线上缘向颞侧旋转)。如果眼球外转 23°夹角,下直肌仅有下转作用。下直肌与下斜肌及下睑的收缩之间,筋膜存在相互连接的关系。故下直肌手术量不宜太大,一般不超过5 mm(截除或后徙),否则会影响下斜肌及下睑的功能。

5.上斜肌

在 Zinn 纤维环上缘离开眶尖,沿眶内、上方向前行至额骨滑车窝后形成肌腱,通过一纤维软骨状的滑车之后,上斜肌腱改变其走行方向,转向后、颞上方,经上直肌下方,附着于眼球外上方后部的巩膜上。在上直肌的下方呈扇状的肌腱附着在上直肌颞侧端并延伸至视神经的鼻侧,止端的宽度可达 18 mm。上斜肌全长 60 mm,由总腱环到滑车为 40 mm,由滑车折回到附着点肌腱长为 20 mm,腱宽 10.7 mm。在第一眼位时,上斜肌肌腱与视轴形成 51°夹角。上斜肌的功能是内旋、下转及外转。如果眼球内转 51°夹角,上斜肌的主要功能是下转,如果眼球外转 39°夹角,上斜肌的主要功能是内旋。临床上,一般选择在鼻侧上斜肌肌腱处进行上斜肌折叠术。

6.下斜肌

下斜肌离开泪浅窝后,向外、后、上方走行,越过下直肌,下斜肌在附着处几乎没有肌腱,附着于眼球外下后部的巩膜上,附着线靠近黄斑和颞下涡状静脉。第一眼位时下斜肌与视轴形成 51°夹角,此时下斜肌的主要功能是外旋、上转和外转。如果眼球内转 51°夹角,下斜肌的主要功能是上转,如果眼球外转 39°夹角,其主要功能是外旋。下斜肌附着点的近端靠近外直肌的下缘,远端靠近黄斑部,手术时应注意,防止损伤。

如果上下斜肌肌肉平面与视轴夹角存在着差异,上斜肌肌腱与视轴可以是 54°夹角,下斜肌是 51°夹角,上斜肌下转功能比下斜肌的上转功能略弱,结果形成下斜肌比上斜肌作用强,称这种为"斜肌矢状化",即 Gobin 原理(1968)。目前认为,可能是 A-V 型斜视的原因。

眼外肌的 Pulley 结构:位于眼球赤道部附近,围绕直肌纤维的肌性软组织环,通过冠状位 MRI 影像动态扫描观察此结构较为清晰,后部 Tenon 囊处有结缔组织的袖套限制眼外肌在眼球运动时的行走路径。这些结缔组织被称为 Pulley,它包含胶原、弹力蛋白以及平滑肌,与眶骨壁相连,而且通过结缔组织带彼此联结。Pulley 结构的始端是在角膜缘后 13.8～18 mm,在内直肌与下直肌之间和外直肌与上直肌之间结缔组织相对增厚,而在上直肌与内直肌之间以及下直肌与外直肌之间结缔组织相对薄弱。其临床意义在于:Pulley 作为眼外肌的功能起点,起到调节眼外肌运动的作用。它的位置和功能的异常直接影响到眼外肌的正常运动。在正常的眼眶中,Pulley 的位置是高度一致的,而在非共同性斜视的病例中,正常 Pulley 的位置会发生改变。

(二)眼外肌的超微结构

由于眼外肌特殊功能的需要,其结构与普通骨骼肌比较有很多不同。人类眼外肌中主要有以下两种组织学差异明显的纤维。

1.快收缩纤维

类似于骨骼肌的肌纤维。含有许多糖酵解酶,这些酶参与厌氧代谢。支配该型肌纤维的神经纤维具有运动终板末梢,为较粗大的有髓神经纤维,快收缩纤维对单一的刺激产生快速的、有或无的反应。这种反应在眼球扫视运动中起主要作用。

2.慢收缩纤维

在人类仅见于眼外肌,为有氧代谢,多线粒体。支配慢收缩纤维的为细小的神经纤维。慢收缩纤维对重复刺激产生分级反应,缓慢平滑收缩。该纤维参与平滑的追随运动。

支配眼外肌的神经纤维与肌纤维呈 1∶(3～5)的高比例,而普通骨骼肌的比例仅为 1∶(50～100)。所以,眼外肌能比普通骨骼肌完成更精密的运动。

(三)筋膜系统

眼球被筋膜系统巧妙地悬挂在锥形眼眶内。肌圆锥位于眼球赤道后,由眼外肌、眼外肌肌鞘和肌间膜组成,肌圆锥向后延伸至眶尖部 Zinn 纤维环。Zinn 纤维环包绕视神经管及眶上裂鼻侧部分,通过纤维环的结构有:动眼神经上支、动眼神经下支、展神经、视神经、鼻睫状神经和眼动脉。

眼球筋膜又称 Tenon 囊,为一层很薄的纤维组织,从视神经入口到角巩膜缘覆盖整个眼球。近角膜缘1 mm处,眼球筋膜与球结膜牢固融为一体。因此,位于角膜缘的手术切口可以同时穿透三层组织。眼球筋膜在赤道部被眼外肌穿过。每条眼外肌从起点到附着点都有纤维肌鞘包绕。眼球后部肌鞘薄,从赤道部向前至附着点处肌鞘增厚。4条直肌肌鞘之间互相连续形成无血管的薄而透明的组织,称为肌间膜,在直肌手术时必须剪断肌肉两侧的肌间膜。内、外直肌自肌鞘眶面向外延伸并止于相应眶壁的纤维膜,称为节制韧带。其生理作用是限制内、外直肌过度收缩或弛缓。眼球筋膜的下部,在下直肌与下斜肌贯穿处,球筋膜增厚,形成一类似吊床状系带,即 Lockwood 支持韧带,可以支撑和固定眼球。

(四)眼外肌生理

1.眼球运动及眼位

(1)眼球运动可分为单眼运动(外内转、上下转、旋转和斜方向运动)和双眼运动(同向运动和异向运动);从眼球运动性质考虑可分为扫视运动、追随运动和注视运动。眼球旋转运动的中心点称旋转中心。

(2)眼位:第1眼位又称原在位,是指头位正直时,两眼注视正前方的目标时的眼位。第2眼位是指当眼球转向正上方、正下方、左侧或右侧时的眼位。第3眼位是指4个斜方向的眼位(右上、右下、左上和左下)。

2.主动肌、协同肌、对抗肌和配偶肌

(1)主动肌:每一眼外肌的收缩必然产生一定方向的眼球运动,使眼球向一特定方向运动的主要肌肉称主动肌。

(2)对抗肌:同一眼产生与主动肌相反方向运动的肌肉称对抗肌,又称拮抗肌。

(3)协同肌:同一眼使眼球向相同方向运动的两条肌肉称协同肌。如:上斜肌和下直肌都是下转肌,它们是协同肌。

(4)配偶肌:两眼产生相同方向运动,互相合作的肌肉。两眼共有6组配偶肌,如右眼外直肌与左眼内直肌、右眼上直肌与左眼下斜肌、右眼下直肌与左眼上斜肌等。

对抗肌与协同肌都是指单眼,配偶肌是指双眼而言。

3.眼球运动定律

(1)Sherriington 定律(交互神经支配定律):指某一条眼外肌收缩时,其直接对抗肌必定同时发生相应的松弛。此定律适合一只眼的眼球运动。

(2)Hering 定律(偶肌定律):指眼球运动时,两只眼接受的神经冲动是等时和等量的。神经冲动的强弱是由注视眼决定的。

(五)眼外肌的血液供应和神经支配

1.血液供应

来自眼动脉的内、外两个分支:外侧支供应上直肌、外直肌、上斜肌和上睑提肌;内侧支供应内直肌、下直肌和下斜肌。供给眼外肌的动脉分成 7 支睫状前动脉进入 4 条直肌,除外直肌只有 1 支外,其余直肌均有 2 支。所以,一次斜视手术只限 2 条直肌,以免造成眼球前节缺血。

2.神经支配

6 条眼外肌中,除上斜肌受第Ⅳ对脑神经(滑车神经)和外直肌受第Ⅵ对脑神经(展神经)支配外,其余 4 条肌肉均受第Ⅲ对脑神经(动眼神经)支配。其中动眼神经上支支配上直肌,下支支配内直肌、下直肌和下斜肌。

五、眼眶

(一)眼眶的解剖

眼眶由 7 块颅骨组成,包括额骨、筛骨、泪骨、上颌骨、蝶骨、腭骨和颧骨,为尖端向后、底向前的锥体。眼眶有上、下、内、外四壁,两眶内壁几乎平行,眶外壁与内壁约 45°夹角,眶轴与头颅矢状面约成 25°夹角,两眼眶呈散开状。眼眶上部及后方被颅腔包绕。眼眶内壁为筛窦,内侧后方为蝶窦,上方及前部为额窦,下方为上颌窦。临床上,鼻窦的炎症及肿瘤等常侵及眶内,引起眼球突出。眼眶外上角有泪腺窝,内上有滑车窝,内侧壁有泪囊窝。泪囊窝前缘为泪前嵴,后缘为泪后嵴,前后泪嵴为泪囊手术的重要解剖标志。

眶尖有视神经孔和眶上裂两个重要的通道。视神经孔有视神经和眼动脉通过;眶上裂位于视神经孔外侧,第Ⅲ、Ⅳ、Ⅵ对脑神经、自主神经以及眼静脉均经此裂经过。临床上,眶上裂部位的外伤或炎症,可以同时累及第Ⅲ、Ⅳ、Ⅵ对脑神经,眼球各方向运动受限,但不累及视神经,此为眶上裂综合征。如果累及视神经,临床上存在视神经改变及相应的视力减退,应考虑眶尖端综合征。

眼眶骨膜,即眼眶筋膜。该膜疏松地附于眶壁,但在眶缘、眶尖、骨缝、骨孔和眶上、下裂处与眶骨相连。眼眶筋膜在视神经孔处和硬脑膜及视神经硬膜相移行,向前和眶缘骨膜相连,并和眶隔相延续。

(二)眼眶的血管

眼眶的动脉来自颈内动脉分出的眼动脉及来自上颌动脉的眶下动脉和脑膜中动脉的眶支。眼动脉经过的分支有视网膜中央动脉、睫状后动脉、泪腺动脉、肌支、眶上动脉、筛前及筛后动脉等。

眼眶静脉主要向 3 个方向回流：向后由眼上下静脉回流于海绵窦及颅静脉系统；向前通过眼静脉与内静脉的吻合注入面静脉系统；向下经过眶下裂，回流到翼静脉丛。

(三)眼眶的神经

眼眶的神经包括：①视神经；②第Ⅲ、Ⅳ、Ⅵ对脑神经，为支配眼外肌和上睑提肌的运动神经；③第Ⅴ对脑神经的第一、二支，为支配眼球、泪腺、结膜、眼睑及面部周围皮肤区域的感觉神经；④交感神经，至眼球、泪腺、眶平滑肌等；⑤第Ⅶ对脑神经，至泪腺。

第三节　视路及瞳孔反射路

一、视路

视路指从视网膜光感受器起，到大脑枕叶皮质视觉中枢为止的全部视觉神经冲动传递的径路。包括 6 个部分：视神经、视交叉、视束、外侧膝状体、视放射和视皮质。

(一)视神经

视神经由视网膜神经节细胞发出的 120 万根无髓神经纤维轴突在眼球后极偏鼻侧聚集，形成约1.5 mm的视盘，然后呈束状穿过巩膜筛板形成视神经，成为有髓的神经纤维轴突，经眼眶后部视神经孔进入颅内，两侧视神经在蝶鞍上方会合，形成视交叉。视神经无施万(Schwann)细胞，所以损伤后不能再生。视盘是神经纤维聚合成视神经的部位，其上无视细胞，在视野中形成生理盲点。视神经是中枢神经系统的一部分，全长约 50 mm，分为 4 段，长度分别为球内段：1 mm；眶内段：25 mm；管内段：9 mm；颅内段：16 mm。

1.球内段

自视盘起至巩膜后孔出口处，长约 1 mm，直径在眼内 1.5 mm，筛板以后开始有髓鞘包裹，直径增为3 mm。筛板前神经发生变异时亦可有髓鞘包裹，眼底可见白色的有髓神经纤维。视网膜神经纤维穿出筛板后，其在视神经中的排列是：鼻侧上方纤维位于视神经的内上方，鼻下方纤维位于视神经的内下方，颞上纤维位于上方偏外处，颞方纤维则位于下方偏外处。由于视网膜中央大血管占据了视神经的中心部位，黄斑纤维被挤在颞侧上下方。在视神经离开眼球15 mm后，由于视神经中央轴心部位已无视网膜中央血管，黄斑纤维逐渐移至视神经轴心部位。

视神经的血液供应主要是眼动脉，环绕视神经纤维束有丰富的毛细血管网。来自颅内的软脑膜、蛛网膜和硬脑膜延续包绕着视神经前鞘膜至眼球后，鞘膜间隙与相应的颅内间隙相通，其中蛛网膜下腔亦充满脑脊液，颅内压力增高时，压力传至视盘可导致视盘水肿。

2.眶内段

自巩膜后孔至视神经管的眶口，长约25 mm，呈"S"形弯曲，以利于眼球转动。

3.管内段

视神经通过颅骨视神经管的部分，长9 mm。该段视神经与蝶窦、筛窦、上颌窦甚至额窦的关系密切。因此，可因鼻旁窦疾病导致视神经受累。

4.颅内段

由颅腔入口至视交叉，长约16 mm。

(二)视交叉

视交叉位于蝶鞍之上，前方与两侧视神经相连，称视交叉前脚；后方与两侧视束相连，称视交叉后脚；中央部分称视交叉体。视交叉呈椭圆形，横径12 mm，前后径约8 mm，厚2～5 mm。视交叉的下方为脑垂体，故垂体肿瘤向上发展时，可对视交叉发生压迫，产生不同的视野缺损。视交叉外被软脑膜包围，与鞍膈之间有脚间池相隔，前上方为大脑前动脉及前交通动脉，后上方为第三脑室，两侧为颈内动脉。

视交叉的神经纤维包括交叉和不交叉两组。来自视网膜鼻侧的纤维交叉至对侧，来自视网膜颞侧的纤维不交叉。来自视网膜上半部的交叉纤维居视交叉上层，在同侧形成后膝，然后进入对侧视束；下半部的交叉纤维居视交叉下层，在对侧形成前膝，进入对侧视束。来自视网膜上半部的不交叉纤维，居视交叉同侧的内上方，下半部的不交叉纤维居同侧外下方，进入同侧视束。黄斑部纤维也分为交叉和不交叉两组，分别进入对侧或同侧视束。

(三)视束

视交叉向后的视路神经纤维称视束。视束长40～50 mm。每一视束包括来自同侧视网膜颞侧的不交叉纤维和对侧视网膜鼻侧的交叉纤维。不交叉纤维居视束的背外侧,交叉纤维居视束的腹内侧,黄斑纤维居中央,后渐移至背部。

(四)外侧膝状体

外侧膝状体属间脑的一部分,位于大脑脚外侧、丘脑枕腹面和内侧膝状体的外上方。视束的视觉纤维止于外侧膝状体的节细胞,换神经元后进入视放射。在外侧膝状体中,黄斑纤维居背侧,视网膜上半部纤维居腹内侧,下半部纤维居腹外侧。

(五)视放射

视觉纤维自外侧膝状体发出后,组成视放射。其纤维向后通过内囊和豆状核的后下方,然后呈扇形分开,同时分成背侧、外侧及腹侧3束。其中前两束均经颞叶、顶叶髓质向后止于枕叶;腹侧束则先向前外方走向颞叶,绕过侧脑室下角前端,形成一凸面向外的 Meyer 襻,再向后止于枕叶。视网膜黄斑纤维居视放射中部,来自视网膜上方纤维居背部,下方纤维居腹部。交叉与不交叉纤维混合在一起。

(六)视皮质

此区位于两侧大脑枕叶后部内侧面的纹状区,即 Brodmann 第 17 区。此区为一水平的距状裂,分为上、下两唇,全部视觉纤维终止于此。纹状区是视觉的最高中枢,每一侧半球的纹状区接受同侧眼颞侧及对侧眼鼻侧的视觉纤维。视网膜各部在纹状区均有一定的投影部位,视网膜上半部相关纤维止于大脑距状裂上唇,视网膜下半部相关纤维止于距状裂下唇,黄斑部相关纤维止于纹状区后极部。视网膜周边部纤维居于纹状区中部。交叉纤维终止于深内颗粒层,不交叉纤维终止于浅内颗粒层。

二、瞳孔反射径路

(一)光反射

当光线照射一眼瞳孔,引起被照眼瞳孔缩小,称为直接对光反射;而未被照射的对侧瞳孔也相应收缩,称为间接对光反射。反射径路分为传入径和传出径两部分。

传入路光反射纤维开始与视神经纤维伴行,至视交叉亦分交叉和不交叉纤维进入视束。在接近外侧膝状体时,光反射纤维离开视束,经四叠体上丘臂进入中脑顶盖前区,终止于顶盖前核,在核内交换神经元,发出纤维,一部分绕过中脑导水管与同侧缩瞳核（Edinger-Westphal 核/E-W 核）相联系，另一部分经后联合交叉到对侧 E-W 核。传出路为两侧 E-W 核发出的神经纤维，随动眼神经入眶，止于睫状神经节，在节内交换神经元，节后纤维随睫状短神经入眼球至瞳孔括约肌。

(二)近反射

注视近处物体时瞳孔变小，同时发生调节和集合作用，称瞳孔近反射。该反射需大脑皮质协调完成，其传入路与视路伴行达视皮质，传出路由视皮质发出的纤维经枕叶-中脑束到 E-W 核和动眼神经的内直肌核，再随动眼神经到达瞳孔括约肌、睫状肌和内直肌，完成瞳孔缩小、调节和集合作用。

第二章

眼的常用手术技术

第一节　眼睑外伤手术

眼睑位于眼球的前面,是保护眼球和协助瞳孔调整进入眼内光线的重要组织,是构成颜面仪容的重要组成部分,也是眼部最容易受伤的部位。

眼睑外伤根据损伤的部位和程度可有不同临床表现,可表现为皮肤裂伤、皮肤缺损,并可伴有上睑提肌断裂、泪小管断裂、内眦韧带断裂等,甚至表现为整个眼睑及眶周组织的撕脱及缺损。另外,眼睑外伤有时伴有眼球、眼眶甚至颅脑的损伤,应引起高度重视。面积较大及较深的伤口,术前应对患者常规进行 CT 检查,以了解伤口内有无异物存留,外伤是否同时造成骨折等。

眼睑外伤后应尽早进行手术修复,以达到眼睑组织的解剖复位及功能恢复,尽量减轻术后瘢痕和畸形的形成。

一、眼睑裂伤缝合手术

(一)单纯眼睑皮肤裂伤缝合术

1.手术适应证

眼睑皮肤撕裂伤,伤口闭合不良,需要手术缝合者。

2.手术方法及技巧

(1)麻醉:一般局部麻醉即可。对于眼部及其他部位创面较大、难以耐受较长时间手术及不能配合者,可采用全身麻醉。若有多条伤口,采用局部麻醉时,应将麻醉药物稀释。

(2)伤口清创:首先观察伤口的大小,彻底清除伤口内异物,特别是应注意清除伤口深部的异物及细小游离的碎骨片。清创时,一般不做皮肤切除,但对于严重挫伤坏死的组织可将其边缘做适量的切除。陈旧性伤口可用手术刀片刮除两侧创缘,使其成为新的创面,然后进行缝合。清创时可用含有抗生素的生理盐水对伤口进行彻底冲洗,如伤口较深、较大,可用过氧化氢溶液进行冲洗,并可在手术结束时伤口内放置引流条。

(3)缝合:眼睑处较小的顺皮纹裂伤,如伤口闭合较好、无张力,可不予缝合。对创口较深、张力较大者,应首先缝合深层组织,然后再间断或连续缝合眼睑皮肤。

深层组织缝合:一般可采用垂直褥式缝合法或水平褥式缝合法,使缝线进针与出针部位相对应。这样,结扎后深层组织的瘢痕较小。如采用"8"字形缝合则组织可能发生扭曲,不仅深层组织瘢痕较大,而且会造成伤口的错位(图 2-1、图 2-2)。眼睑裂伤有时还会伤及眼睑深部组织,如眶隔、眶脂肪、上睑提肌腱膜等,手术时要充分暴露其深度,并由内向外逐层缝合,脱出的眶脂肪要小心复位,如果有坏死或被污染可剪除。

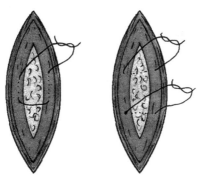

图 2-1　皮肤裂伤深层组织缝合

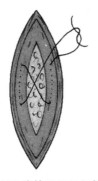

图 2-2　不正确的深层组织缝合方法

间断缝合:是最常用的缝合方法。缝合时,两侧创缘进针的深度和宽度要一致,避免伤口边缘卷曲、错位。对于张力较小及无张力的眼睑伤口,可用 8-0 可吸收线(或尼龙线)进行缝合,对于有一定张力的伤口可选择 6-0 缝线进行缝合。间断缝合的针距一般为 3~4 mm,进针和出针处距创口边缘 1.5~2 mm,结扎缝线后创口略隆起。不规则的伤口,应首先找到解剖标志或成角的部位进行缝合,然后分段行间断缝合。对于较整齐的创口,应先缝合创口中部 1 针,后逐渐缝合两端伤口,保持缝合两端匀称。在对两侧不等长的创缘缝合时,先缝合伤口的一侧或两侧,使多余的皮肤集中到伤口的一端或中间部位,然后作多余皮肤楔形切除,避免产生猫耳现象。

连续缝合:对于对合较好、无明显张力的伤口,为了减轻术后因针孔造成的瘢痕,可采用皮内连续缝合的手术方法。连续缝合时对合不良的部位,可补加间断缝合。如皮肤张力大,在连续缝合前可先行皮下缝合,以减小皮肤张力,并可预防皮下瘢痕的增宽和拆线后伤口裂开,但深部缝合针数要少,达到肌肉组织闭合、避免无效腔形成即可。

(4)对合皮肤:伤口缝合后,要将两侧的皮肤对合、使之位于同一平面,线结应旋转于一侧针孔部位。用稍干的乙醇棉片覆盖和保护创面,表面敷以无菌纱布加压包扎。手术结束时一定要将眼睑、颜面部、颈部及头发内的血迹清除以达到美观效果。

(二)眼睑全层裂伤缝合术

1.手术适应证

适用于眼睑全层裂伤的手术缝合。

2.手术方法及技巧

(1)麻醉:眼睑局部浸润麻醉。

(2)清创伤口:清除伤口内的异物及坏死组织,陈旧性伤口可用手术刀片刮除两侧创缘,使其成为新的创面。

(3)缝合睑缘:用 6-0 缝线穿过灰线,以一侧睑缘进入,穿过睑板腺,横跨伤口,从对侧睑缘穿出,进针与出针部位均距伤口 1.5 mm,拉紧缝线,伤口边缘即自动对合(图 2-3)。亦可于睑缘先预置缝线,待缝合睑板后再行结扎。

(4)缝合睑板:用 6-0 可吸收缝线行睑板间断或连续缝合,缝线穿过睑板的层间,将线结扎于眼睑组织内(图 2-4)。做睑缘缝合后眼睑伤口趋向闭合,使断裂的睑板不易暴露和缝合。此时,可用直肌钩在睑结膜面将伤口顶起使睑板暴露,然后再对睑板进行缝合。缝合睑板时,缝线一般不要穿透睑结膜,更不能将线结结扎于睑结膜面,以免线结摩擦角膜,造成持续性上皮剥脱及角膜混浊。

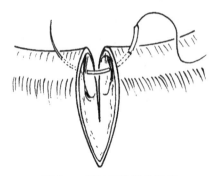

图 2-3 通过灰线缝合睑缘

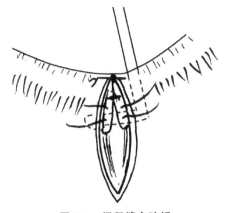

图 2-4 间断缝合睑板

(5)缝合皮肤:用 6-0 缝线间断缝合皮肤(图 2-5、图 2-6)。对于范围较大的眼部多条伤口,要寻找多个解剖标志分别进行缝合。伤口较深、张力较大者,应首先缝合皮下组织,使裂伤的皮肤位置还原,然后间断缝合皮肤伤口,直至将所有的伤口完全缝合。对于伴有泪小管断裂、内眦韧带断裂者应同时进行处理。

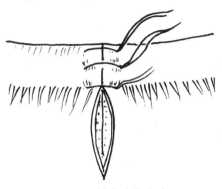

图 2-5 缝合睑缘皮肤

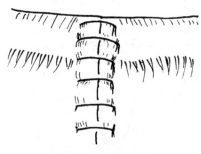

图 2-6　缝合全部伤口

由于睑板缝线及皮肤缝线在同一位置,故术后局部眼睑可能增厚。为避免此现象发生,可采用眼睑错位缝合法。手术时先将创缘前叶的一侧皮肤组织切除一个小三角形,再将后叶的另一侧睑板组织切除一个小三角形。将两侧创缘拉拢,睑板与睑板、皮肤与皮肤互相对位缝合(图 2-7、图 2-8)。

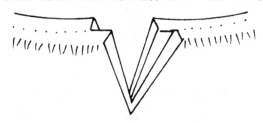

图 2-7　睑板及皮肤部分切除

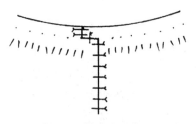

图 2-8　缝合眼睑伤口

(6)缝合牵引线:手术结束时,可于伤口部位睑缘做一牵引缝线用胶布固定于前额,以对抗瘢痕收缩。如为上睑裂伤,则将缝线固定于下方面颊部。

(三)眼睑及面部皮肤复合性裂伤缝合术

在严重的眼部创伤时,眼睑裂伤常合并眼部周围组织的损伤,如额部、面颊部、颞部等部位的裂伤。这类外伤多见于交通事故伤、物体击伤、刀割伤、爆炸伤等,并可伴有眼球、耳、鼻、颅脑等组织器官的损伤。

术前应详细询问病史,并对患者进行眼部及全身检查。应观察患者的精神状态、血压、脉搏等情况。对较大的复合伤应常规行头颅 CT 检查,以排除颅骨骨折、颅内出血、颅内积气等。对胸部有外伤的患者应进行常规肺部检查,排除肋骨骨折、胸腔积液、肺破裂等。腹部外伤应排除内脏出血的可能。

1.手术适应证

眼睑裂伤伴有周围组织的损伤。

2.手术方法及技巧

(1)麻醉:局部麻醉及全身麻醉均可,但因伤口较多、较大,手术可能需要较长的时间,故提倡全身麻醉。如采用局部麻醉,手术时一定将麻醉药物稀释,以免用药过量导致中毒。

(2)清创:用含有抗生素的生理盐水冲洗伤口,彻底清除伤口内的积血、异物、毛发、碎骨片等;陈旧性伤口及伤口边缘坏死者,应将边缘形成新的创面。

(3)缝合:首先将裂伤的皮肤进行牵拉,以便观察裂口的形状、需要缝合的部位、有无组织缺损。①伤口相对较浅的伤口,如无深层重要组织损伤,直接间断缝合即可。如伤口张力较大,可先对深层组织进行缝合,然后对皮肤进行间断缝合。②较大范围的眼-面部皮肤撕裂伤,首先应找出伤口的解剖标志,然后对皮下组织进行缝合,使伤口趋向闭合,然后间断缝合皮肤伤口。较深的伤口可由内向外分层缝合,尽量不要留有无效腔。较大的伤口可化整为零,对其一一进行缝合。缝合后如伤口对合不满意或发生对合错位,应重新缝合。③如同时伴有眼球裂伤,首先应缝合眼球伤口,然后再缝合其他部位的伤口。如眼球破裂伤严重,眼球已无法保留,则可先缝合皮肤伤口,最后行眼内容摘除,原则上一期植入义眼台。这样,有利于眼睑伤口的愈合。④伴有眶缘骨折者,应将其手术复位,用钛钉及钛板进行固定。伴有泪囊破裂者,应冲洗泪道,观察是否通畅。必要时,泪道内放置引流管。伴有内眦韧带断裂者,应将其复位后再进行固定。⑤伴有耳、鼻、口腔颌面外科、颅内等组织损伤时,应请相应的专科医师进行会诊或共同参与手术。

(4)引流:对于较大、较深的裂伤,为了防止皮下组织间隙内积血,在手术结束时可向潜在的腔隙内放置引流条,待深层组织内出血减少和停止后将引流条拔出。

二、眼睑皮肤缺损修复与重建

眼睑外伤手术缝合时,有时可能遇到眼睑皮肤缺损。轻症者仅表现为局部皮肤缺损,在皮下滑行分离后直接拉拢缝合即可;重症者可表现为眼睑全层组织缺失,甚至上下眼睑全部缺失,需要用皮瓣转移或游离植皮来完成,甚至可能需要进行眼睑再造手术。

眼睑部的皮肤缺损,应尽可能利用其附近的皮肤来修补。因为它们的颜色和结构相同或相近,术后较美观,而且瘢痕相对较轻。早期手术的目的是恢复眼睑的完整性和患者的容貌,减少术后的瘢痕形成及眼部并发症的发生。

(一)眼睑皮肤缺损修复常用的皮瓣

1.滑行皮瓣

滑行皮瓣是一种常用的皮肤缺损修复方法,分为水平向滑行、垂直向滑行及旋转滑行3种。皮瓣切口应尽可能设计隐藏在自然的皮肤褶皱内。这样,愈合后切口将隐藏得较好。皮瓣的基底部要比末端做得宽一些,以确保最充分的血液供应。

(1)创面修复基本手术方法:①椭圆形创面修复。方法一:将椭圆形创面两侧潜行剥离,然后互相对拢缝成直线型(图2-9A)。方法二:在椭圆形之一端做横的补充切口,缝合成L形(图2-9B)。方法三:做弧形切口,变成两个三角形带蒂皮瓣,缝合成Z形(图2-9C)。②圆形创面修复。方法一:圆形创面两侧各做一辅助切口,缝合后呈Z形(图2-9D)。方法二:圆形创面两侧对应处各切除一三角形皮肤,使呈菱形创面,再进行缝合(图2-9E)。③三角形创面修复。方法一:将三角形分别缝合,缝合后呈Y形(图2-9F)。方法二:将三角形底边之一侧做一弧形半圆切口,缝合后呈C形(图2-9G)。④方形创面修复。沿方形之两侧各作延长补充切口,作两个方形皮瓣转移至创面互相缝合,缝合后呈Z形(图2-9H)。亦可采用水平滑行皮瓣进行修复。⑤菱形创面修复。方法一:直接对位缝合。方法二:与菱形的侧角成120°夹角方向作补充切口,其长度约等于菱形的水平轴长,然后向下作与菱形之边平行而等长的切口,游离此皮瓣并转移至菱形缺损面进行缝合(图2-9I)。

(2)水平滑行皮瓣:适用于眼睑皮肤缺损范围较小而相对局部皮肤松弛者。首先将缺损修剪成矩形,沿切口上缘平行睑缘做一皮肤延长切口,再在缺损区的下缘做一条与第一条平行的皮肤延长切口,皮下潜行剥离后,将皮瓣向缺损区滑行,然后间断缝合(图2-10)。如果缺损较大,则可在缺损的两侧做眼睑皮肤切开,向两侧分离后将皮瓣间断缝合(图2-11)。如缺损累及睑缘,可将缺损的一侧或两侧灰线切开,再在缺损区的下缘做与睑缘平行的皮肤延长切口,皮下潜行分离后,将缺损区一侧或两侧的皮瓣向缺损区滑行,然后间断缝合。

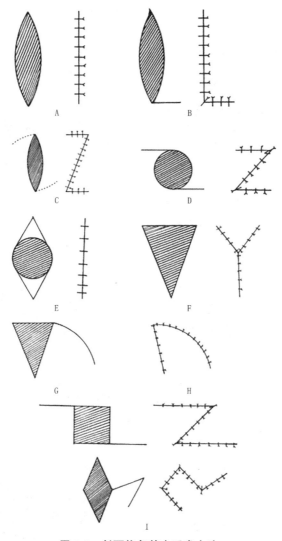

图 2-9　创面修复基本手术方法

A.椭圆创面直线缝合；B.椭圆创面 L 形缝合；C.椭圆创面 Z 形缝合；D.圆形创面
Z 形缝合；E.圆形创面修剪成菱形创面再缝合；F.三角形创面 Y 形缝合；G.三角形
创面 C 形缝合；H.方形创面 Z 形缝合；I.菱形创面修复

　　(3)垂直滑行皮瓣：多用于上睑及下睑较长而相对较窄的皮肤缺损。以上睑为例，阐述如下。①修剪伤口：将缺损区修剪成矩形。但应注意尽量保留健康的皮肤。②皮肤切口：沿缺损区左右两侧分别向上行皮肤延长切口，长度等于或略小于缺损区的垂直径。③皮肤切除：分别在皮肤延长切口的外侧做一个三角形皮肤切除。这样，便得到一个矩形皮瓣，在皮瓣及其邻近的皮下做潜行分离

（图 2-12A）。④缝合：将矩形皮瓣垂直滑行至缺损区，与缺损区周围的组织做间断缝合（图 2-12B）。

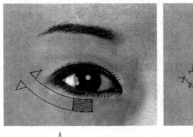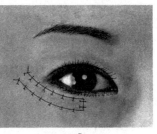

A B

图 2-10　皮肤缺损单侧水平滑行皮瓣修复
A.缺损区皮肤切口设计；B.皮瓣滑行缝合

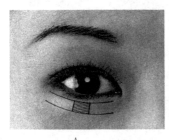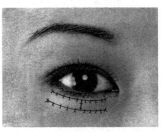

A B

图 2-11　皮肤缺损两侧水平滑行皮瓣修复
A.缺损区皮肤切口设计；B.皮瓣滑行缝合

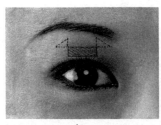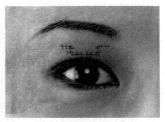

A B

图 2-12　皮肤缺损两侧垂直滑行皮瓣修复
A.缺损区皮肤切口设计；B.皮瓣滑行缝合

　　缺损缝合后应注意有无眼睑外翻及睑裂闭合不全。皮肤缺损较大者不宜采用此手术方法，以免眉眼间距明显缩短而影响美观。

　　（4）旋转滑行皮瓣：用于上睑内侧或中央 2/3 或更多的皮肤缺损。①皮肤画线：先用甲紫或亚甲蓝沿上睑缘延长线从外眦角起向颞下方画线，然后改为弧形转向颞上方，形成一条半圆形的皮瓣切口标线。切口的长度依缺损的宽度而定

（图 2-13）。②皮肤切开：于睫毛上 2 mm 做平行于上睑缘的切口，在眼睑外侧与皮肤延长线切口相连接。对于缺损部位伴有睫毛缺失者，可沿眼睑缺损颞侧做灰线切开，使眼睑分为前后两层。沿颞侧画线切开皮肤，沿皮下进行分离。在做灰线切开时应尽量减少睫毛毛囊的损伤，眼睑皮肤进行分离时应在同一层次，注意避免损伤上睑提肌。③外眦韧带切断：如皮肤缺损范围较小，仅作皮瓣转位即可，不必切断外眦韧带。如修复眼睑缺损仍较紧张，则可分离暴露外眦韧带，行外眦韧带的上支切断松解。④分离皮下组织：分离皮瓣下组织，使牵拉缺损外侧的眼睑时能够和内侧残留的眼睑对合。分离应在轮匝肌下面进行，注意勿损伤上睑提肌，以免造成术后上睑下垂。⑤缝合：将内侧缺损区两侧眼睑对合，先对齐缝合两侧的睑缘，再缝合睑板和皮肤。将重建后的外眦角处的皮下组织做深部缝合，固定到眼轮匝肌下面的外眦韧带上支的残端，重新对位缝合颞部和外眦部皮肤切口，形成一个角度自然的外眦角（图 2-14）。

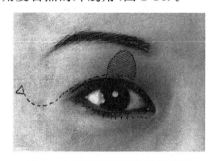

图 2-13　颞侧半圆形皮瓣的设计

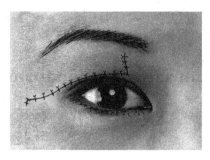

图 2-14　皮瓣的滑行和缝合

下睑皮肤缺损亦可采用旋转滑行皮瓣的方法进行修补，唯颞侧皮瓣设计及切开方向与上睑相反。

术中在做潜行分离时要注意避开外眦部的面神经。面神经的颞支位于颧弓近 1/3 处的筋膜上，通常距离外耳道前界 2.5 mm，但此距离可能会在 0.8～

3.5 mm 变动。该神经的走向是斜行的,行经筋膜深层至面肌,经过眉毛外侧大约 1.5 mm 处进入额肌,位于眉毛上方约 2 cm 的额肌表面上。

2.旋转皮瓣

旋转皮瓣是在缺损邻近部位做与缺损区形状相近的皮瓣,将其旋转于缺损区进行修补,是对眼睑缺损修补常用的手术方法之一。

(1)颞侧皮瓣旋转法:利用颞部自带血供皮瓣修复上睑缺损的方法。上睑缺损在颞上部做椭圆形皮瓣,下睑缺损在颞下部做椭圆形皮瓣,将皮瓣旋转于眼睑皮肤缺损区域进行缝合(图 2-15、图 2-16)。皮瓣长、宽比为 2.5:1,皮瓣的基底部不宜过窄,以免缺血坏死。缝合后皮瓣下不可有积血存在,以免影响愈合。手术结束时进行加压包扎。

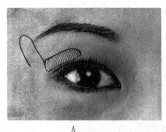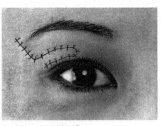

A   B

图 2-15　上睑缺损颞侧转位皮瓣修复术

A.缺损区皮肤切口设计;B.皮瓣旋转后缝合

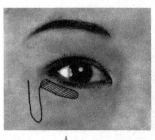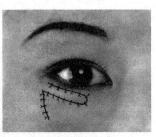

A   B

图 2-16　下睑缺损颞侧转位皮瓣修复术

A.缺损区皮肤切口设计;B.皮瓣旋转后缝合

(2)额部皮瓣旋转法:额部皮瓣旋转法是指利用额部皮肤旋转后修复眼睑缺损的手术方法,又称 Firicke 皮瓣法(图 2-17)。适用于外侧上下眼睑较大范围缺损而额部皮肤相对松弛者,这种转位皮瓣要比正常的眼睑皮肤厚得多。因此,只能在没有其他方法可选择时再采用。

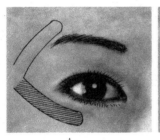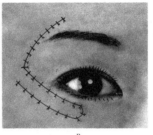

图 2-17　额部皮瓣旋转法

A.皮瓣的设计及分离;B.皮瓣旋转缝合

3.交错皮瓣

交错皮瓣又称易位皮瓣或对偶三角皮瓣,简称 Z 成形术,是局部皮瓣中应用最广、操作最简便、效果良好的一种皮瓣。交错皮瓣经过易位,既延长了轴线长度,起到松解挛缩的作用,还可改变瘢痕方向使之与皮纹相吻合,不仅可消除挛缩,而且可使移位的组织恢复原位,故可达到改善功能与外形的目的。主要用于松解线状或条索状瘢痕牵引以及移位组织的复位,如眦角、眉的移位都可通过 Z 成形术加以矫正。由垂直于睑缘的线状瘢痕的牵引造成的睑外翻或睑缘切迹都可通过 Z 成形术加以矫正。此外,交错皮瓣还可预防条索状瘢痕的牵引,如垂直于睑缘的裂伤,在缝合时可做 Z 成形术,以改变日后瘢痕牵引的方向。

(二)皮肤移植术

1.眼部游离皮肤移植术

范围很大的眼睑浅层组织缺损,或累及面颊部,或上下睑同时有较大的缺损。此时,单纯靠转移皮瓣难以将创面修复,可以采用游离移植术。游离皮肤移植根据皮片的厚度分为表层皮片、断层皮片和全层皮片。在眼外伤皮肤缺损及外伤后瘢痕修复中的皮肤移植一般均采用全层皮片移植手术。

(1)手术适应证:①新鲜眼部外伤,有较大面积的皮肤缺损,需要皮肤移植者。但伤口应清洁,无污染,否则植片难以成活。②外伤而致的眼睑瘢痕性外翻或畸形的修复。

(2)供皮区选择:选择供皮区时,要注意供皮区的皮肤颜色和厚薄与植皮区近似。修复眼睑缺损及瘢痕性外翻,一般选对侧上睑皮肤、耳后乳突部、锁骨上窝部或上臂内侧之全层皮肤。上臂内侧皮肤充裕,切取方便,相对隐蔽,是最常用的供皮部位。

(3)手术方法及技巧如下。①暴露缺损区域:新鲜外伤,应将裂伤逐一进行缝合,然后暴露缺损区域。外伤性瘢痕修复,应将挛缩部分完全松解后,方可确定皮肤缺损面积(图2-18)。②皮肤缺损测量:用4～5层湿纱布覆于创面上,将创面的形状、大小印下,再将该纱布上无血印部分剪去,即可印模出创面大小及形状(图2-19)。亦可用钢尺或规尺测量创面的大小。③切取供皮区:由于供皮区注射麻醉药物后皮肤扩张及皮瓣切取后收缩,故皮瓣应适当大于缺损区域,一般供皮范围比缺损范围大20%。将纱布制的创面模型平铺于供皮处,用手术刀片的背面在拟切口部位做出标记,然后切开全层皮肤组织,不带皮下脂肪组织,用刀片或剪刀分离直至所需区域,并用剪刀剪下皮瓣。做上臂内侧皮瓣切除时,尽量使皮瓣的长轴与上臂一致,以利于供皮区的缝合。④供皮区创面缝合:供皮区创面缝合和皮片固定可同步进行,向两侧皮下进行潜行分离,对张力较大且较长的皮肤切口,为防止术后切口崩裂,可在间断缝合的基础上,再间隔作近远及远近式缝合,或采用垂直的褥式缝合,以便减轻切口张力,加强边缘对合的力量及消除可能存在的深部无效腔。做2针减张缝线,然后间断缝合皮肤伤口。⑤皮片的缝合及固定:切取皮片后,修剪游离皮片,剔除游离皮片下方的脂肪组织,将游离皮片放置于眼睑皮肤缺损创面上。要立即将皮片放置于受皮区进行缝合,要尽量留较长的线头,皮片缝合完毕后在皮瓣上放置纱布敷料,用长线头将敷料结扎固定(图2-20)。

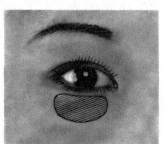

图 2-18　皮肤缺损面积

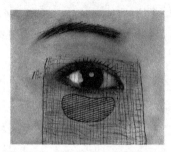

图 2-19　用湿纱布印制创面大小

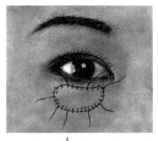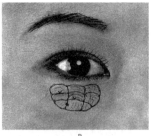

图 2-20 游离移植皮瓣的缝合及固定

A.缝合皮瓣时留有较长的线头；B.荷包结扎缝线

（4）手术注意事项：①皮片上的皮纹务必与受皮区皮纹方向一致，以便皮片易于接受创面的血供。②皮片的大小以轻度松弛为宜，以应对术后皮瓣的收缩，但不可过度松弛，更不能过紧。③创面应彻底止血，尽量不用结扎或电凝，以压迫止血为主。创面下的积血应排出，必要时在皮瓣上做与纹理一致的小切口以排出瓣下积血。④术中根据情况必要时做睑裂缝合，以对抗术后瘢痕收缩。⑤术后每天观察伤口部位敷料情况，10～12 天首次换药，根据局部情况可间断拆除缝线。

2.眼轮匝肌蒂颞区皮瓣眼睑缺损修复术

眼轮匝肌蒂颞区皮瓣是指将颞侧供皮区的皮肤及其下的眼轮匝肌蒂通过皮下隧道移植到眼睑皮肤缺损区的手术方法。移植后皮瓣色泽与缺损部位基本一致，尤其对中老年人，可同时达到消除鱼尾纹的作用，是目前治疗眼睑及眶周中度面积皮肤缺损较为理想的手术方法之一。

（1）手术适应证：适用于眼睑及眶周中度面积皮肤缺损的修复手术。

（2）手术方法及技巧如下。①麻醉：一般采用局部麻醉。麻醉范围包括皮肤缺损区、供皮区及轮匝肌蒂经过的隧道部位。②暴露皮肤缺损面积：新鲜创面应进行清创，陈旧性创面应行瘢痕松解，彻底暴露皮肤缺损面积。③皮瓣设计：根据眼睑缺损面积的大小、位置和形状，设计以眼轮匝肌为蒂的颞侧皮瓣，皮瓣的切口尽量与鱼尾纹走行方向相一致。在拟切除部位用甲紫或亚甲蓝画线。修复下睑缺损，选择距下睑缘 2 mm 处做与睑袋切除术相同的横行切口，修复上睑创面，选择眉下眶缘切口（图 2-21、图 2-22）。④制作带蒂皮瓣，阐述如下。皮肤切口：按皮瓣的设计线切开皮肤及皮下组织，并做下睑缘下 2 mm 或眶上缘皮肤切口直达受皮区，亦可做部分皮肤切开，在近受皮区部位制作皮下隧道。制作皮瓣：皮肤切开后对眼皮下组织进行分离，暴露并分离眼轮匝肌，使皮瓣蒂部与眼轮匝肌紧密连接,以保证其血运。一般情况下轮匝肌蒂的宽度5～10 mm,长度不超过6 cm。⑤皮瓣转移:带蒂皮瓣形成后,通过皮肤切口将其转移至受皮区。如通过隧道转移,则隧道应有一定的宽度,以免术后组织水肿蒂部受压。⑥缝合:分别缝合皮肤及皮下组织,将供瓣区皮肤直接拉拢缝合,适当加压包扎。术中分离颞侧轮匝肌深层组织时,应注意勿损伤面神经的分支。

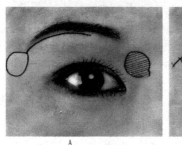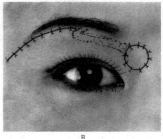

图 2-21　眼轮匝肌蒂颞区皮瓣修复上眼睑缺损

A.上睑皮瓣设计;B.上睑皮瓣转移

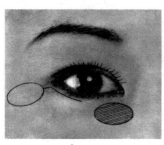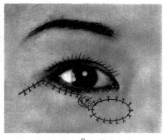

图 2-22　眼轮匝肌蒂颞区皮瓣修复下眼睑缺损

A.下睑皮瓣设计;B.下睑皮瓣转移

第二节　虹膜外伤手术

一、虹膜囊肿切除术

(一)概述

虹膜囊肿分为原发性虹膜囊肿与继发性虹膜囊肿。在继发性虹膜囊肿中,外伤植入性虹膜囊肿最为常见。外伤植入性虹膜囊肿常见于角膜或角膜缘穿孔伤或内眼手术后前房恢复延缓者,结膜或角膜的上皮细胞沿着对合不良的伤口或嵌顿在伤口处的组织伸延入前房,在虹膜处增生形成囊肿。另外,睫毛等异物因外伤或手术时被带入前房,睫毛毛囊根部的上皮细胞植入虹膜内,逐渐增生形成囊肿。

多数患者因眼科检查意外发现,或因囊肿增大遮挡瞳孔影响视力,或继发青光眼出现症状就诊发现。此类囊肿多位于虹膜实质的周边部。当其前壁向前延伸时,常与角膜后壁相贴,引起前房变浅或无前房;如果囊腔向后房伸展,则在瞳孔区可见到虹膜后有一黑色隆起肿物,易被误诊为黑色素瘤。囊肿大小不一,直径1～6 mm。偶见巨大虹膜囊肿,波及睫状体或角巩膜处,引起眼压升高,形成角巩膜葡萄肿。

超声生物显微镜(UBM)对虹膜囊肿的诊断有很大帮助。虹膜囊肿的 UBM 检查有以下特点:囊肿边界清晰,常呈圆形或椭圆形;病变内部为无回声区,外围为与虹膜回声强度基本相同的中高回声。部分病例内部有条状中高回声将其分割,呈"蜂窝"样结构。病变与虹膜紧密相连,部分为虹膜组织层间分离,外壁薄。

(二)手术治疗

治疗虹膜囊肿的方法很多,本部分重点描述虹膜囊肿切除术。

1.适应证

(1)囊肿直径超过5 mm者。

(2)经多次激光治疗后复发的虹膜囊肿。

(3)伴有眼压升高,继发青光眼者。

(4)虹膜囊肿与角膜内皮相贴,浅前房者。

2.手术方法

(1)球后麻醉,开睑器开睑。

(2)在虹膜囊肿生长处,以穹隆为基底剪开球结膜,角膜缘后界 2 mm 做平行于角膜缘的小切口。

(3)在虹膜囊肿对侧角膜缘内 1 mm 用15°刀穿刺入前房,放出少许房水。将前房冲洗针伸入前房,注入黏弹剂,使其充满前房,将虹膜囊肿与角膜内皮缓慢分离。或从虹膜囊肿的一侧边缘向前房周边注入黏弹剂,将虹膜囊肿与角膜后壁分离。

(4)在完成分离后,将角膜缘切口向囊肿方向扩大至距虹膜囊肿另一侧边缘外 2 mm 处,将囊肿夹住向外轻轻提起至角膜缘切口处并切除。

（5）囊肿较大而不能窥见囊肿边缘者，用针头刺入囊肿，将囊液吸出使其缩小，再将囊肿完整切除。

（6）囊肿切除后间断缝合切口，用带有平衡液的双管针头注吸前房内的黏弹剂。维持前房深度，保持眼压正常。

（7）术后局部、全身应用抗生素及激素，预防感染，减轻组织反应。

3.术中注意要点

（1）切开角膜缘时易将囊肿刺破，液体溢出。此时，夹住囊肿外壁缓慢取出即可。

（2）夹取虹膜囊肿外壁时，易将虹膜拉出，造成前房积血。可用注吸针头冲洗前房至清亮为止。

4.联合手术治疗

（1）联合异体巩膜移植：如虹膜囊肿波及巩膜，使巩膜组织变得极薄，容易破溃。在剥离囊肿后，进行异体巩膜修复术。

（2）联合白内障摘除人工晶状体植入术：对同时合并晶状体混浊者，可行白内障囊外摘除术或超声乳化术。眼底检查正常时，可同期行人工晶状体植入术。

（3）联合玻璃体切割术：对合并玻璃体混浊、视网膜脱离者可同期行玻璃体切割视网膜复位术。

二、虹膜根部离断复位术

（一）概述

1.基本原理

虹膜表面凹凸不平，各部分组织厚薄也不一样，最薄处位于虹膜根部，即虹膜于睫状体前缘中部的起点处，此处可以薄到只有一层色素上皮。

当眼球挫伤受压，角巩膜环扩大，虹膜因睫状肌收缩被拉伸变薄，眼前节压力通过房水使虹膜根部后退，而此处背部又缺少晶状体支持，前房内的压力就向房角扩散，以致虹膜根部发生离断，同时可合并晶状体脱位、房角损伤后退，以及睫状体脱离。离断的长度与直接受作用力的大小和方向有关。作用力位于角膜时，容易产生虹膜根部离断。内眼手术所致的医源性损伤则多见于白内障手术中扩大角巩膜切口时不慎损伤虹膜根部使其离断。穿孔性眼外伤可直接刺穿根部虹膜使其离断。

2.临床表现

虹膜根部离断范围、大小不定，亦可同时有数处离断，甚至整个虹膜根部全部离断,形成外伤性无虹膜。同时可合并其他眼部症状,如前房积血、外伤性白内障、睫状体脱离、继发青光眼、玻璃体混浊、视网膜脱离、眶壁骨折等。

3.眼部检查

应用裂隙灯显微镜可以清晰地观察到虹膜以及虹膜结构是否完整。若同时合并前房积血、角膜水肿等屈光间质欠清晰的情况,则无法观察到有无虹膜根部离断的存在以及其他并发症,如房角后退、晶状体不全脱位等。小的离断裂缝,需在前房角镜下检查才能看见。虹膜周边呈现一个新月形黑色裂隙,通过断裂处能看到晶状体周边部和睫状突,甚至有玻璃体疝出。大的裂隙用一般斜照法即可看到周边部的黑色空隙。UBM 检查可以探查到虹膜与睫状体、巩膜突之间的位置关系发生改变。一般表现为虹膜与巩膜突、睫状体完全分离,而睫状体与巩膜则完全粘连在一起。离断的虹膜由于有晶状体的支撑,仍保持正常形态。如果为完全的虹膜缺失,UBM 检查在整个前房内均无法探查到虹膜回声,仅见类三角形的睫状体与巩膜相贴。部分病例由于钝挫伤的原因,可以同时合并晶状体不全和(或)完全脱位、睫状体脱离等。UBM 通过高频超声获取图像,在角膜混浊和前房积血的情况下,也能够了解虹膜及其后的病理变化。如虹膜根部离断范围大,需早一些处理前房积血,及早手术将离断区修复,以免时间久后虹膜萎缩。另外,需要做前房穿刺时,根据 UBM 提示,可以避开虹膜根部离断区,以避免损伤晶状体。

4.治疗时机

(1)若离断范围小,位于 12 点～1 点位附近,且被上睑所遮挡,不影响视力,则无须手术处理。若离断范围略大,未出现双瞳,且患者视力不受影响,晶状体无明显混浊,也无其他不适反应,可观察治疗。

(2)外伤后初期均有不同程度的虹膜睫状体炎,并多伴有前房积血及玻璃体积血。应积极应用皮质类固醇激素、止血及促进吸收的药物治疗。观察 1 周左右,同时注意眼压情况。前房积血超过 7 天,伴有眼压升高者,可行前房冲洗术,以防止角膜血染形成。

(3)若保守治疗时间过长(>1 个月),受损的虹膜将失去弹性,并与晶状体、虹膜或角膜发生粘连,给手术增加难度,并影响手术预后,使虹膜不易复位。

(4)一般在伤后 2～3 周手术为宜。此时,眼内出血吸收,炎症反应控制并稳定,在查明损伤情况后可考虑手术治疗。若过早手术,前房内尚有出血及炎症反应,不宜查明损伤情况,易形成新的出血,而且术后反应较重,影响手术预后。

(二)手术治疗

1.适应证

(1)虹膜离断范围>1/4 象限,遮挡视野者。

(2)伴有双瞳、单眼复视者。

(3)畏光及影响外观者。

(4)同时伴有多种眼部损伤者,可考虑多种手术的联合治疗。如联合行白内障摘除或人工晶状体植入、小梁切除、睫状体复位、玻璃体切除、视网膜脱离复位术等。

2.术前准备

(1)伤后应卧床休息 1～2 周,待前房积血吸收,便于检查损伤情况。

(2)裂隙灯、前房角镜、UBM、B超等检查,查明虹膜根部离断及眼底情况,以便设计手术方案。

(3)术前结膜囊内滴入抗生素及皮质类固醇溶液,预防感染,控制炎症。

(4)根据患者病情,使用缩瞳或散瞳剂;如保留清亮晶状体、联合睫状体复位及小梁切除时使用缩瞳剂;联合白内障、玻璃体切除、视网膜脱离手术时使用散瞳剂。

(5)术前伴有继发性青光眼、眼压升高者,术前积极控制眼压,必要时术前1 小时静脉滴注 20%甘露醇 250～500 mL。

3.手术方法

(1)虹膜间断缝合法:①晶状体清亮者,术前使用 2%毛果芸香碱缩瞳,缩至1 mm大小为宜。②球后麻醉及眶上神经阻滞麻醉。③在虹膜根部离断对侧角膜缘穿刺入前房,注入黏弹剂。将虹膜推向离断处角膜缘。④于虹膜离断部位角膜缘做以穹隆为基底的结膜瓣,角膜缘后 1 mm 相应处做 1/2 巩膜厚度的巩膜瓣。45°夹角斜行穿刺入前房,用眼内膜镊夹住少许虹膜根部,10-0 聚丙烯缝线进针约 0.5 mm,再将缝线自巩膜缘切口后唇由内向外出针于巩膜层间,恢复虹膜至眼内,结扎缝线。10-0 尼龙线闭合巩膜瓣切口。⑤根据虹膜离断大小,增加缝针数目,直至瞳孔复原。⑥前房穿刺口进入注吸针头,吸出前房内黏弹剂。⑦间断缝合球结膜,结膜下注射地塞米松 2 mg,妥布霉素 2 万 U。

(2)双直针直接缝合法:①在虹膜根部离断部位,以穹隆部为基底,沿角巩膜缘剪开球结膜,距离角膜缘 1 mm 做 2 mm×2 mm 的三角形板层巩膜瓣。②15°夹角前房穿刺刀在虹膜根部离断部位的对侧角巩膜缘处做一穿刺口,前房内注入黏弹剂,将离断的虹膜推向房角并展平。③应用两端带有双直针的 10-0 聚丙烯线,一针沿穿刺口进入前房,走行于角膜与虹膜间或虹膜与晶状体间,距离断虹膜根部 0.5～1 mm 处进针,于相应的三角形巩膜瓣部位的角膜缘后 1 mm 出针。另一直针重复上述操作,两针相距 2 mm,两根缝线打结,线结埋藏于巩膜瓣下。根据虹膜根部离断范围的大小,可重复上述操作。每组针间隔 1～1.5 个钟点的距离,以虹膜复位、瞳孔复圆为度。

(3)单针连续褥式缝合法:①于虹膜离断侧做以穹隆部为基底的结膜瓣,暴露角巩膜缘。②于虹膜根部离断中心点对侧的角膜缘内 1 mm 处做可进入 TB 针头的全层角膜切口,前房注入黏弹剂。在离断处注入黏弹剂,将虹膜根部轻微翘起,便于针头穿过。③将 10-0 聚丙烯线或 10-0 尼龙线穿入 TB 针内约 3 cm,暴露两侧线头,经角膜缘内切口进入前房,距离断虹膜根部 0.5～1 mm 处穿入,自角巩膜缘后 0.5 mm 处穿出,将缝线一头取出约 3 cm,针头退回前房,尖部达虹膜离断处外移 2 mm,穿过虹膜离断缘后,轻度翘起,自角巩膜缘穿出,牵拉尼龙线。如离断范围较小,则退出针头,打结即可修复离断。如离断范围较大,则在带线状态下,针头用上述方法多次进出前房。每次均穿过虹膜离断缘,间距在 2 mm 左右,在巩膜与前房内形成 W 或 WV 形走线。④剪断巩膜表面缝线,形成 2 个或 3 个 V 形线段分别打结,即形成间断褥式缝合离断虹膜 2 或 3 针,完成对虹膜根部离断的修复。⑤针头退出后,扩大角膜切口至 1 mm,使用注吸针头清除前房内黏弹剂。

4.术后处理

(1)结膜下注射抗生素、皮质类固醇及抗生素预防感染。

(2)滴用扩瞳剂放松睫状肌。

(3)口服止血药物。

(4)观察眼压,对症处理。

(5)术后 6 天拆除结膜缝线。

5.术中注意要点

(1)从虹膜离断相应部位的切口进入前房时,操作应十分小心,不要损伤晶状体或晶状体悬韧带,以免导致医源性白内障或玻璃体脱出。

(2)结膜瓣要大,能遮盖住角膜缘切口及角巩膜缝线,结膜瓣的缝线应当固定在巩膜的浅层,以免滑脱及移位,达不到遮盖的目的。

(3)钩出虹膜离断边缘时,不要过分牵拉虹膜,以免造成瞳孔变形或撕裂。

(4)缝针穿出虹膜时,针尖向上,以免损伤晶状体。

(5)术中合理使用黏弹剂,可压迫玻璃体,使之回纳玻璃体腔,同时创造手术空间,并可使离断的虹膜根部按术者的意愿翻卷,便于术中操作。

6.主要并发症

(1)玻璃体脱出:较大的虹膜根部离断,可能合并有晶状体悬韧带损伤及玻璃体前界膜损伤,玻璃体可以疝入离断区进入前房。手术时,必须设法防止其加重。如缝合完毕,仍有少量玻璃体脱出时,可剪断玻璃体,用生理盐水冲洗,一般可以复位;如果在切口处有脱出的玻璃体形成的小球,可用虹膜剪平行于巩膜面剪除或用三角海绵蘸着,轻轻上提剪除之。

(2)医源性白内障:通常因夹或钩住虹膜离断端时,误伤晶状体所致。可改用鸭嘴平镊,先是闭着伸入,到达断端时,再张口进入约 1 mm,夹住虹膜。这样,可以避免晶状体损伤。前房内注入黏弹剂,加深前房,也可防止白内障的发生。

(3)前房积血:由损伤虹膜根部虹膜动脉大环或其分支引起,小的前房积血约 3 天即可吸收。

第三节　眼球穿孔伤手术

一、概述

外界物体引起眼球壁的破裂穿孔称为眼球穿孔伤。严重的眼球穿孔伤常常合并玻璃体视网膜的损伤或眼内异物的存留。眼球穿孔伤初期修复时,主要是恢复眼球的完整性,尽量不进行眼内操作,以免加重眼内结构紊乱。初期修复后,根据进一步检查结果和眼球恢复情况,在伤后 7～14 天行二期手术。一般只在合并眼内炎或较快出现眼内毒性反应的眼内异物的病例,才在眼球穿孔伤初期修复时同时进行玻璃体手术。

眼球穿孔伤后眼内改变相当复杂。视网膜裂孔多样,视网膜脱离病情严重,PVR 进展迅速、明显。除视网膜脱离外,常伴有眼部其他外伤的体征。眼球穿孔伤后玻璃体视网膜手术没有固定的模式,术中根据患眼伤情具体情况选择联合术式,随时调整手术方案。

二、术前辅助检查

(一)间接检眼镜检查眼底

间接检眼镜全面检查眼底,直视下了解眼内异物的有无、数量并定位。

(二)B超或彩超检查

了解玻璃体视网膜及后巩膜的情况,眼内异物的有无、数量、分布。

(三)X线或CT检查

了解眼球的完整性、眼内结构的破坏情况及眼内异物的性质、数量、分布。必要时,以巴氏定位器或角膜缘定位环、薄骨位摄片法、无骨位摄片法定位照相。

(四)UBM检查

检查前玻璃体、视网膜和房角的结构及眼前段异物的情况。

(五)电生理学检查

检查评价视网膜和视神经的功能。

三、术式及操作

(1)检查巩膜或角膜伤口,必要时重新缝合,保持眼球的密闭。

(2)预制巩膜外环扎。

(3)混浊的晶状体行超声乳化、囊外或晶状体切除,应尽可能保留晶状体囊膜。脱位、半脱位的晶状体直接切除。

(4)切除混浊的玻璃体,吸出视网膜表面积血。在眼外伤玻璃体积血2周后多已形成玻璃体后脱离,切除玻璃体后皮质多无困难。在未形成玻璃体后脱离的视网膜脱离病例,应小心仔细,避免视网膜脱离范围的扩大。视网膜表面积血可采用低负压吸取间断切除的方式。大部分积血清除后,以笛针吸除残余的积血。

(5)切除眼内异物区和视网膜嵌顿处玻璃体后皮质,剥离、吸除视网膜表面膜。

(6)视网膜切开或切除。在视网膜缩短、嵌顿或视网膜下膜处将视网膜切开或切除,取出视网膜下膜,吸出视网膜下积血。

(7)借助过氟化碳或气-液交换使视网膜平复。

(8)光凝或冷凝视网膜裂孔、视网膜切开或切除的边缘。

(9)眼内填充气体或硅油。

四、术后并发症

(一)视网膜脱离和PVR的出现(或复发)

异物取出时,医源性视网膜裂孔与锯齿缘断离的出现,可导致术后视网膜脱离。视网膜裂孔、玻璃体积血、眼内异物区、视网膜嵌顿处和玻璃体后皮质的残留可继发视网膜前膜和 PVR 的出现。

(二)玻璃体积血

术中出血更为多见。常为眼内纤维组织增生或异物被包裹,与视网膜脉络膜粘连,分离时造成出血。异物取出时,巩膜切口内口过小,引起睫状体出血。

(三)眼内炎

眼球穿孔伤病原微生物直接进入眼内,可引起眼内组织的继发感染。当眼内有异物存留时,发生感染性眼内炎的危险是无异物者的 2 倍。玻璃体手术后需继续用药,预防眼内炎的出现。

(四)继发性青光眼

眼球穿孔伤可引起房角、睫状体的损伤,造成眼压的升高。药物治疗不满意时,对视功能尚好的病例采用眼外引流手术,对视功能较差的病例可采用睫状体破坏性手术。

(五)眼球萎缩

伤情较重,尤其是睫状体的严重损伤,最终多出现眼球萎缩。

五、预后及其影响因素

(一)预后

眼球穿孔伤后视网膜脱离手术复位率 66.7%～87.5%。术后视力依病情的不同变化很大,有15.4%～53.7%的病例视力达到 0.1 以上。

(二)影响因素

(1)损伤的部位和程度:大量眼内组织的丢失、大片角膜混浊白斑的形成、睫状体视网膜广泛的损伤以及累及黄斑和视神经的损伤,预后均极差。

(2)眼内异物:同等条件下,眼内异物对眼部损伤程度、并发症的出现概率均较高,预后较差。较大异物对巩膜、视网膜破坏大,预后差。铜和铁质异物导致视网膜铜锈症和铁锈症的患者预后较差。

(3)视网膜脱离、外伤性 PVR、继发性青光眼、视网膜嵌顿等并发症的出现,预后较差。

(4)一期伤口的处理:伤口初期的正确处理,可以减少并发症,避免进一步损伤,为进一步治疗创造条件。

第四节　眼球钝挫伤手术

一、概述

机械性钝力引起的眼部损伤称为眼球钝挫伤。钝挫伤可以引起眼组织的各种损伤，出现睫状体断离、玻璃体基底部撕脱、视网膜震荡、视网膜马蹄形裂孔、黄斑裂孔、玻璃体积血等。严重的玻璃体视网膜挫伤引起的玻璃体积血、视网膜脱离，必须行玻璃体手术治疗。

眼球钝挫伤引起的视网膜脱离多见于青年男性，多为单眼发病。视网膜裂孔多为锯齿缘断离和玻璃体基底部马蹄孔。锯齿缘断离最常见的部位是颞下和鼻上象限。锯齿缘断离范围局限，多小于 2 个钟点，部分可为巨大裂孔。眼底检查可见外伤性改变。如：玻璃体基底部牵拉、玻璃体积血、睫状体膜、晶状体脱位、局限性白内障等。一般锯齿缘小的断离视网膜呈扁平脱离，病情发展一般缓慢，部分眼底可见划界线和黄斑囊样变性。

二、术前辅助检查

(一)使用巩膜压迫器和间接检眼镜

使用巩膜压迫器和间接检眼镜详细检查双眼。

(二)B 超、彩超或 UBM 检查

对屈光介质混浊的病例了解眼后段和周边部玻璃体的情况。

(三)房角镜检查

观察有无房角后退、劈裂等情况。

(四)电生理检查

通过 ERG 和 VEP 检查评价视网膜和视神经的功能。

三、术式及操作

(一)巩膜外冷凝环扎术

1.适应证

锯齿缘断离和玻璃体基底部马蹄孔引起的视网膜脱离。

2.操作

术中嵴应直接顶压于锯齿缘断离处或使裂孔位于嵴的前坡近坡顶处,并使嵴保持一定的高度和长度,防止自嵴的两端漏水导致手术失败。

(二)玻璃体手术

1.适应证

单纯玻璃体积血或并发牵拉性视网膜脱离。

2.操作

(1)玻璃体切除:合并晶状体半脱位或全脱位可切除之,或超声粉碎去除。合并脉络膜上腔出血,可在术中切开巩膜并提高眼内灌注压放出脉络膜上腔液化的积血。

(2)吸出视网膜表面积血:后极部视网膜前的血池可以玻切头单纯吸取,玻切头与积血液面保持 45°夹角,直视下见积血进入玻切口。较稠厚的积血可采用负压吸取、间断切除的方式。清除大部分积血后,对残余的积血以笛针吸除。

(3)剥离视网膜表面或视网膜下膜:解除视网膜前或视网膜下牵拉,恢复视网膜活动度。

(4)气-液交换、视网膜光凝或冷凝:封闭视网膜裂孔。

(5)气体或硅油填充。

四、术后并发症

(一)视网膜脱离和 PVR

视网膜脱离可以由于原视网膜裂孔未封闭、出现新裂孔或医源性裂孔导致。视网膜裂孔、视网膜脱离促进 PVR 的形成,PVR 可以促进视网膜裂孔的出现,加重视网膜脱离。

(二)玻璃体再积血

由于视网膜病变血管或纤维血管膜引起。少量积血可自行吸收,较多积血可玻璃体腔灌洗。

(三)继发性青光眼

这类病例多合并房角后退,应密切随访眼压。青光眼的控制以药物和眼外引流手术为主。

五、预后及影响因素

(一)预后

单纯玻璃体积血的病例,手术成功率90%以上。合并视网膜脱离的病例一次手术成功率65%～91%。眼球钝挫伤单纯玻璃体积血的病例,术后视力为光感至1.0;合并视网膜脱离的,33.3%～62.5%患者术后视力达到0.1以上。

(二)影响因素

(1)眼组织受损的程度:眼钝挫伤后可造成眼部不同组织不同程度的损害,损害越多、越严重,视力预后越差。

(2)病变是否累及黄斑和视神经:视神经挫伤和黄斑区损伤是影响视力的重要因素,目前尚无有效的治疗方法。

(3)PVR的程度:严重PVR或前PVR影响视力预后,并且是视网膜再脱离的原因之一。

(4)眼钝挫伤至手术的间隔时间:在初期炎症减轻后,如果玻璃体积血量较大,不能吸收,2周以后应考虑手术治疗。伤后超过1个月的病例可能有并发症发生,影响预后。

第三章

角 膜 疾 病

第一节　先天性角膜异常

一、小角膜

(一)概述

病因不明,可能与视杯前部的过度发育以及角膜发育的空间减少有关。常为常染色体显性或隐性遗传。

(二)诊断

角膜直径≤10 mm 者为先天性小角膜,眼球大小可正常。

(三)鉴别诊断

可合并先天性小眼球。后者常伴有其他眼部异常,如小睑裂角膜白斑、虹膜缺损、脉络膜缺损、先天性白内障、屈光不正等。

(四)治疗

小角膜常伴浅前房,易发生闭角青光眼。有些合并小眼球,可发生葡萄膜渗漏综合征,需要引起注意。

二、大角膜

(一)概述

大角膜患儿90％为男性,常为性连锁隐性遗传,多双眼发病。

(二)诊断

角膜横径≥13 mm 为先天性大角膜。角膜大而透明,角膜缘界限清晰。角膜组织结构和角膜曲率均正常。

(三)鉴别诊断

需与先天性青光眼鉴别。先天性青光眼角膜大、混浊,角膜缘扩张、界限不清,并有眼压升高。

(四)治疗

无特殊治疗。

三、球形角膜

(一)概述

先天性球形角膜的病因不明,双眼发病。

(二)诊断

角膜呈球形隆起扩大,向前突出,基质变薄,周边部更为明显。

(三)鉴别诊断

本病出生即有,病变一般静止不发展。故此可与圆锥角膜鉴别。

(四)治疗

无特殊治疗。

四、角结膜皮样瘤

(一)概述

皮样瘤是胚裂闭合时被包埋在内的表皮组织,是一种类似肿瘤的先天异常,属迷芽瘤。角结膜皮样瘤合并有上睑缺损、耳异常或脊柱等异常者称为Goldenhar综合征。

(二)诊断

1.症状

出生即存在,随年龄增长和眼球发育增大。

2.体征

多位于颞下方,为灰白色至黄色半圆形隆起的肿物。外表色如皮肤,边界清,可有纤细毛发。有时在瘤体旁有一脂类浸润的边。

(三)鉴别诊断

角膜原位癌:多见于老年人,单眼发病,为缓慢生长的半透明或胶冻状新生物,表面布满新生血管。组织病理学检查可确诊。

(四)治疗

对于较大的皮样瘤,治疗为手术切除肿物,可联合羊膜或板层角膜移植。手术后及时验光配镜,治疗弱视。

第二节 圆锥角膜和角膜变性

一、圆锥角膜

(一)概述

病因不明。多在青春期发病,一眼先发病,继而累及另眼。病情进展 7～8 年后稳定。

(二)诊断

1.症状

进行性视力下降,逐渐出现角膜散光,急性期水肿可致视力突然下降、眼痛、畏光、大量流泪等。

2.体征

检查时可见角膜呈圆锥状前突,圆锥部角膜变薄。角膜后弹力层可发生破裂,出现角膜急性水肿。角膜圆锥基底部上皮内铁沉着可形成 Fleischer 环。眼下视时下睑隆突为 Munson 征,病变晚期角膜上皮下出现线状、网状瘢痕。

(三)鉴别诊断

球形角膜:少见,角膜一致性环状变薄,以中周区最明显,至角膜中央前突。

(四)治疗

急性水肿时局部应用高渗滴眼剂,使水肿逐渐消退。高度近视性散光不能以普通眼镜矫正时,可试用硬性角膜接触镜矫正视力;若角膜接触镜也不能矫正时,应进行穿透性角膜移植术。

二、带状角膜变性

(一)概述

本病发生于慢性眼病后。如无眼前节病或长期青光眼体征,需检测血钙、球蛋白、血脂、尿酸等。

(二)诊断

1.症状

视力下降、异物感、角膜白点,也可能无症状。

2.体征

病变开始于睑裂部角膜,由鼻侧、颞侧近角膜缘处的、相当于前弹力层水平出现灰白色或白色钙化性混浊,其边界清楚。混浊渐向角膜中央扩展,最终两端融合成一带状混浊。当混浊逐渐致密加厚,角膜表面变得粗糙不平,可发生上皮糜烂而引起畏光流泪和疼痛等刺激症状,并影响视力。

(三)鉴别诊断

暴露性角膜炎:因睑裂闭合不全导致角膜干燥,睑裂区水平带状泪膜缺损,角膜点状上皮缺损。常发生于面神经麻痹、眼睑外翻、甲状腺眼病等。

(四)治疗

轻度异物感可以通过人工泪液治疗。当有刺激症状时,可佩戴角膜接触镜。也可在局部表面麻醉后,刮除角膜上皮,并去除钙质。

第三节 角膜感染性疾病

一、细菌性角膜炎

(一)概述

多由于角膜外伤后感染或剔除角膜异物后感染所致。高危因素包括泪道阻塞、戴角膜塑形镜、滴用污染的眼药制剂,甚至产道感染等。常见致病菌包括:葡萄球菌、链球菌、假单胞菌科、肠杆菌科。铜绿假单胞菌性角膜溃疡是角膜感染性疾病中最严重的一种,发展迅速。如治疗不及时可在 24 小时内使整个角膜被摧毁。

(二)诊断

1.症状

角膜损伤数小时后患眼出现剧烈疼痛、畏光、流泪、视力下降。

2.体征

眼睑红肿,球结膜混合充血水肿。角膜出现灰白色浸润,并迅速向外扩大形成环状灰黄色浸润,病变周围的角膜上皮呈灰色的弥漫性水肿。病灶表面和结膜囊有黄绿色脓性分泌物。前房可出现黄白色积脓。角膜可在短期内穿孔。

(三)鉴别诊断

无菌性角膜溃疡:眼干燥综合征、类风湿性关节炎或其他结缔组织病引起的非感染性角膜溃疡;也可见于营养性角膜病变、维生素 A 缺乏等。微生物培养阴性。眼部不充血,患者可无不适。

(四)治疗

角膜溃疡及浸润要首先考虑抗生素治疗。局部频点敏感抗生素,如妥布霉素、左氧氟沙星眼药水,急性期可 1 小时一次,但儿童持续频点不可超过 24～48 小时,同时可进行结膜下注射。1%阿托品散瞳,结膜囊冲洗去除溃疡表面的脓性分泌物,使药物更易于接触病变处。病情严重者,为彻底清除病灶可行治疗性角膜移植,术后继续抗生素治疗,可缩短疗程。

二、真菌性角膜炎

(一)概述

常发生于植物性角膜外伤和全身或局部大量长期使用广谱抗生素、糖皮质激素或免疫抑制药的情况下。

(二)诊断

1.症状

眼红、畏光、流泪、分泌物、异物感,尤其是有植物性外伤史或慢性眼病史者。

2.体征

起病缓慢,角膜病灶呈灰白污秽色,表面微隆起,溃疡周围可出现浅沟或免疫环,有时可见"伪足"或"卫星灶"。可伴黏稠的前房积脓。

(三)鉴别诊断

与匐行性角膜溃疡鉴别,可通过细菌培养和真菌培养进一步区别,并通过药敏实验选择合适的抗生素或抗真菌药物。

(四)治疗

局部使用抗真菌药物。包括多烯类、咪唑类和嘧啶类,0.15%的两性霉素 B 和 5%的那他霉素是抗真菌性角膜炎的一线用药。应频繁点眼。本病忌用糖皮质激素。药物治疗无效,可行穿透性角膜移植手术治疗。

三、单纯疱疹性角膜炎

(一)概述

多发生于幼儿,通常合并全身发热、耳前淋巴结肿大、唇部或皮肤疱疹,有自限性。当机体免疫功能低下时,病毒可再活化,在角膜上引起炎症复发。

(二)诊断

1.症状

眼红、眼痛、畏光、流泪,眼睑可见簇集的红斑为基底的小疱疹。

2.体征

(1)树枝状角膜炎:角膜上皮病变呈树枝状或珊瑚状溃疡,其末端及分支处结节状膨大,病灶区荧光素着染。

(2)地图状角膜炎:由树枝状角膜炎进一步扩大发展而来,溃疡边缘不齐,呈锯齿状,溃疡底部的基质层混浊。

(3)盘状角膜基质炎:角膜中央基质呈盘状水肿,上皮完整。常伴有后弹力层皱褶和 KP。

(4)坏死性角膜基质炎:周边部或旁中央角膜有致密的灰白色浸润灶,有新生血管长入,严重者角膜基质坏死,后弹力层膨出,前房积脓,角膜穿孔。

(5)角膜葡萄膜炎:上述各型常合并虹膜睫状体炎,故称为角膜葡萄膜炎。临床表现除相应的角膜改变外,还有较大的羊脂状 KP。

(三)鉴别诊断

棘阿米巴角膜炎:为假树枝,往往有软性角膜接触镜佩戴史,与炎症不相称的眼部剧烈疼痛。培养可见阿米巴包囊或滋养体。

(四)治疗

上皮性病变需用抗病毒药物治疗,禁忌使用皮质激素。因免疫反应引起的盘状角膜炎,可适当使用激素以减轻水肿,但用量要减到最少,并应在使用抗病毒药物数天后再联合用药。

（1）抗病毒药物：用于治疗树枝状角膜炎。阿昔洛韦眼药水或更昔洛韦眼用凝胶，每天 4 次，1 次 1 滴，儿童首选凝胶剂型，可增加眼药在眼表停留时间，保持眼表润滑，保证用药延续性。急性期每 1～2 小时滴眼 1 次。

（2）基因工程干扰素滴眼液，每天 6 次，症状好转后递减。

（3）结膜下注射维生素 C 0.5 mL，每天 1 次。

（4）清创术：包括机械清创（棉签、虹膜恢复器）、化学清创（碘酒、硝酸银）和冷冻清创。本法有可能损伤上皮基底膜，影响上皮修复，因此要慎用。地图状角膜炎患者禁用。

（5）合并色素膜炎者要充分散瞳，同时全身应用抗病毒药物。

（6）坏死性角膜基质炎对药物治疗反应差，近穿孔者，应及时做治疗性板层角膜移植术；已穿孔者，可行穿透性角膜移植术或结膜瓣遮盖术。

第四章

葡萄膜疾病

第一节　睫状体脉络膜脱离

除巩膜突、后极部和涡静脉外,葡萄膜和巩膜疏松相连,因此两者容易分离。睫状体和前部脉络膜的静脉较为丰富,而且粗大,只有一层内皮细胞,液体容易渗漏,因此容易发生睫状体脉络膜脱离。

脱离形态有三种,即环形、分叶状和扁平形。早期的脱离用三面镜检查才能发现,在锯齿缘附近有一个模糊的水肿带与角膜缘呈同心性排列的波状皱纹区域。脱离明显时表面无皱纹,呈暗褐色或灰棕色隆起。根据脱离的范围,其形态各有不同。脉络膜前部和睫状体带的脱离,呈几个局限性隆起或呈环形围绕周边部;如果波及后极部则呈一个或几个半球形,在两个球形隆起之间,由于涡静脉附着于巩膜,呈一深谷,形成所谓分叶状脱离。脉络膜脱离多见于眼球的颞侧和鼻侧,严重者仅保留后极中心部。偶尔发生平脱离,表面有波纹。无论何种脱离,当它吸收时往往出现视网膜皱褶。如果在8～14天内脱离消失,眼底不发生其他改变;如果脱离时间长,则在病变区出现颗粒状和条状色素紊乱。

患者多无自觉症状,有时出现视野和屈光改变,当脱离波及黄斑时即发生视力障碍。本病应当与视网膜脱离和脉络膜肿瘤鉴别,与前者区别较易,脉络膜脱离色暗,表面光滑,视网膜血管正常,而视网膜脱离呈波浪状起伏;但与脉络膜黑色素瘤的区别则比较困难,要参考病史、巩膜透照、超声波、CT等检查。

一、特发性脉络膜脱离

本病是 von Graefe(1858)首先报告的,Schepens(1963)明确了本病特点是伴有非孔源性视网膜脱离,视网膜下液体随体位移动呈泡状隆起,称为葡萄膜渗漏。

(一)病因和发病机制

本病原因不明,关于其发病机制有多种学说,主要认为是巩膜先天异常增厚导致。近年来发现巩膜增厚主要是氨基多糖异常沉着,它具有高度吸水性,致使巩膜膨胀,压迫涡静脉,导致脉络膜循环障碍,引起葡萄膜水肿渗漏。因此认为本病可能是眼部黏多糖蓄积病的一种。真性小眼球巩膜异常增厚也易患本病。

(二)临床表现

患者多为中年男性,双眼先后发病,其间隔有数月或数年。疾病呈隐匿性进行性发展,出现进行性视力减退。常因上巩膜静脉压高而出现上巩膜血管扩张。前节无明显炎症,偶有轻微房水闪光,玻璃体有轻度细胞浸润。临床分为四期。

1.睫状体脉络膜脱离期

睫状体肿胀,引起调节障碍,视力疲劳,又因晶状体屈光度增加而出现近视症状。脉络膜脱离多位于赤道部和睫状突之间,有时呈分叶状,多数为典型环形脱离,呈棕色隆起。

2.视网膜脱离期

周边部脉络膜长期脱离使脱离部位的玻璃膜和色素上皮受损,通透性增强,液体逐渐渗到视网膜下而引起脱离,为非孔源性脱离,自下方开始向后进展;视网膜下液体多而清亮,使脱离的视网膜菲薄而透明,表面光滑无波纹,当患者改变体位时,视网膜脱离的部位也随之移动,位于低位处,坐位时脱离在下方,严重者前方可达晶状体后囊,后方遮盖视盘,甚至视网膜全脱离。有时发生视盘水肿。

3.视网膜脱离恢复期

病程数月至数年,有自然吸收倾向,视网膜自行复位。有时视网膜下液体长期贮留而浓缩形成白点状沉着物,并可出现视网膜色素紊乱,呈椒盐样眼底。

4.晚期

如果病变反复发作,晚期发生视网膜变性,血管变细,脉络膜萎缩,视力丧失或因继发性青光眼而失明。

(三)诊断与鉴别诊断

1.诊断

可根据临床表现和辅助检查来诊断。荧光眼底血管造影及超声波检查,不仅可了解周边部葡萄膜和视网膜脱离情况,并可证实有无眼球壁增厚;可测量眼球前后径,确定有无眼球轴短的真性小眼球;脑脊检查可发现患者脑脊液蛋白升高。

2.鉴别诊断

(1)大泡状视网膜脱离:为多发性后极部浆液性视网膜色素上皮脱离,伴无孔性视网膜脱离,又称为多发性后极部色素上皮病变。其前驱期常有反复性中心性浆液性视网膜脉络膜病变。突然发病,后极部出现 1/2～1 PD 的圆形黄白色色素上皮脱离,之后发生无孔性视网膜脱离。与葡萄膜渗漏相似,但后者无渗出斑,并常伴有周边部的脉络膜脱离,荧光造影以及中浆病史的有无可以区别。

(2)后巩膜炎:有的病例也可发生环状睫状体脉络膜脱离及渗出性视网膜脱离,视网膜下液体也随体位移动。但后巩膜炎患者多有眼痛、眼球运动痛、眼红,重者有复视,眼球运动障碍,甚至眼球突出。本病患者多有类风湿性关节炎,也可有前巩膜炎。

(3)Harada 病:严重者伴有视网膜脱离,脱离部位不随体位改变而移动,而且前后节有明显炎症。皮质激素治疗有效。

(4)孔源性视网膜脱离合并脉络膜脱离:这是由于低眼压引起的睫状体脉络膜脱离,常伴有葡萄膜炎、眼痛、睫状充血,眼压极低。另外根据超声波检查要除外脉络膜黑色素瘤。

(四)治疗

本病对皮质激素和激光治疗以及一般视网膜脱离手术治疗多无效,少数缓解但易复发。Gass(1983)制作巩膜人工导出孔而使视网膜脱离复位,因而提出巩膜切除和巩膜切开手术可获得良好效果。手术方法各有不同。一般局麻,首先找出涡静脉,在四个象限,以赤道部前缘为中心或在角膜缘后 7～12 mm 处做 5 mm×7 mm 或 5 mm×5 mm 1/3～1/2 厚度的巩膜板层切除,在切除床中心做 2 mm 切开或做丁字型切开。Ward(1988)仅做较大的 8 mm×10 mm 的巩膜板层切除,不做巩膜切开也取得同样效果。术前首先明确诊断,无外伤、手术或低眼压。如果患者视力良好,黄斑区无脱离,可继续观察,如果视力进行性下降,确定为本病,则可考虑这种巩膜板层切除术。

二、手术后睫状体脉络膜脱离

睫状体脉络膜脱离多见于内眼手术,如白内障、青光眼、视网膜脱离和角膜移植术后,多于术后当时或者 1～4 天后发生,术后数周发生者极少。脱离的原因是眼球切开后,眼压下降,血管扩张。液体漏出到脉络膜睫状体上腔,或因手术时前房角受损,使房水进入睫状体和脉络膜上腔。青光眼滤过手术后尤易发生。这是术后滤过太强,长期低眼压所致。临床表现为术后前房变浅或消失、低眼压以及脉络膜脱离。如果术后前房浅或消失、眼压高者应注意术后恶性青光眼。

本眼病一般无需特殊治疗,包扎卧床可自愈。术后低眼压、前房浅者,则应检查手术切口,如有漏水现象,应及早修复;如伤口完好则应充分散瞳,应用皮质激素、高渗药物和醋氮酰胺等。经上述处理脱离仍不复位并有前房消失时,可考虑平坦部位作巩膜切开、放液,前房内注入空气,使前房形成,促使脱离的葡萄膜复位。

三、继发性脉络膜脱离

(一)炎症性渗出性脉络膜脱离

炎症性渗出性脉络膜脱离主要有两种。

(1)后巩膜炎:常见的症状有眼痛、视力减退、眼充血,常伴有前巩膜炎。眼底在巩膜肿胀区可见境界清楚的脉络膜隆起。

(2)葡萄膜炎:中间葡萄膜炎、交感性眼炎和VKH的严重病例由于炎症渗出可引起视网膜或脉络膜脱离。

(二)外伤性脉络膜脱离

眼球挫伤、直接或间接的头部或眼眶外伤,使葡萄膜血管急性充血而引起液体渗漏;外伤后的持续性低眼压也可引起脉络膜脱离。

(三)伴有孔源性视网膜脱离的睫状体脉络膜脱离

本病原因可能是玻璃体经视网膜裂孔到视网膜下,刺激脉络膜使其血管扩张,通透性增强,以致睫状体脉络膜水肿,造成房水产生减少,眼压下降,而使脉络膜上腔有液体潴留,而发生睫状体脉络膜脱离。临床表现为突然发病、眼痛、睫状充血、房水闪光强阳性、有浮游细胞,但KP可见。按葡萄膜炎治疗,消炎,早期行手术封闭视网膜裂孔。一般可做巩膜板层或巩膜外垫压术,如果脉络膜脱离较高,可先放出脉络膜上腔液体,再行电凝术。

(四)全身血管性疾病引起的脉络膜脱离

如肾炎、高血压、结节性动脉炎以及影响眼静脉回流、涡静脉回流受阻者可引起脉络膜脱离。应针对病因治疗。

第二节　葡萄膜的先天异常

一、无虹膜

无虹膜是少见的眼部先天畸形,表明其发育停滞于原始状态,凡肉眼在前房周边能看到部分虹膜组织者称为部分性无虹膜,如果用前房角镜检查才能看到少许虹膜残端者称为无虹膜。无虹膜几乎双眼受累,不仅虹膜异常,且常伴有角膜、前房、晶状体、视网膜、视神经异常。发病原因不明,多表现为常染色体显性遗传。

(一)临床表现

临床上因瞳孔极度开大,常有畏光、眼裂变小,并由于各种眼部异常而引起视力减退、中心凹缺如、视细胞受光损伤、视力低下。瞳孔极大占据全角膜范围,在角膜缘内可见到晶状体赤道部边缘,有时可见到悬韧带及其后房的睫状突。无虹膜可伴发其他眼部异常。

1.角膜混浊

较早出现角膜混浊,往往伴有细小放射状浅层血管,侵犯角膜周边部;有的病例为先天性小角膜。

2.青光眼

常规做房角镜检查是必要的,可见卷缩状宽窄不等的虹膜残根。疾病早期小梁网往往正常,但可逐渐引起房角关闭,虹膜残根如同前粘连,向前伸到小梁的滤过区,掩盖小梁网的大部分而引起青光眼;或由于晶状体移位。

3.白内障

出生时有轻度前后皮质混浊,逐渐发展,严重者需要手术治疗。

4.晶状体异位

56%患者有晶状体异位。

5.斜视

比较多见,患者常有屈光不正,多为远视,应当检查屈光不正,提高视力。

6.眼球震颤

眼球震颤继发于黄斑发育不良。本病患者可伴有全身异常如骨骼畸形、颜面发育不良、泌尿系统先天异常、发育迟缓以及 Wilms 肿瘤。Wilms 肿瘤是肾脏恶性肿瘤,为常染色体显性遗传,有人报道 Wilms 肿瘤患者 1% 有无虹膜病。眼球震颤更易发生于散发性先天无虹膜者。

(二)治疗

无特殊疗法,防止强光刺激可戴墨镜。应当注意并发症(如青光眼等),以便及时治疗。

二、虹膜缺损

虹膜缺损有两种:一种是典型葡萄膜缺损,在胚裂区从脉络膜到虹膜缺损,由先天胚裂闭锁不全所致;另一种在胚裂封闭以后发生的缺损称为单纯性虹膜缺损,病因不明,与视杯发育过程中切迹有关,由于中胚叶的机械性阻塞或外胚叶生长的原发性发育异常以及晶状体纤维血管膜异常生长,使视杯在此处不能向前生长而形成虹膜缺损。虹膜整个节段缺损直至睫状体缘者称为全部性缺损,否则为部分性缺损,部分性缺损可表现为瞳孔缘的切迹、虹膜孔洞和虹膜根部缺损。如果缺损累及虹膜组织的全厚层,称为完全性虹膜缺损;仅累及外胚叶或中胚叶部分者,称为不完全性虹膜缺损。

(一)先天性典型虹膜缺损

先天性典型虹膜缺损是位于虹膜下方,为完全性虹膜缺损。瞳孔向下伸展到角膜缘,并且愈向下伸展愈变窄,形成尖向下的梨形瞳孔。瞳孔上缘略向下移位,瞳孔缘的边缘色素缘和瞳孔括约肌一直由瞳孔缘沿缺损部延续到角膜缘,这是与手术造成的虹膜缺损的主要区别点。本病常伴有其他眼部先天畸形如脉络膜缺损而使视力减退。

(二)单纯性虹膜缺损

单纯性虹膜缺损为不合并其他葡萄膜缺损的虹膜缺损。

(1)完全性虹膜缺损:有三种类型。①切迹样缺损,比较多见,常发生于虹膜下方典型性缺损的位置,为轻度完全性缺损。②虹膜孔型,单一虹膜孔比较多见,在瞳孔开大时被动关闭,瞳孔缩小时张开。③虹膜周边缺损,瞳孔正常。缺损的虹膜孔较小,呈圆形、裂隙状或三角形。

(2)不完全性虹膜缺损:有三种类型。①虹膜基质和色素上皮缺损,但有虹膜-瞳孔板层结构残余,称为桥形缺损,有丝网状薄膜组织架于虹膜缺损处。或在缺损处有粗大条索。②虹膜基质缺失而色素上皮存在,称为虹膜小窝,为虹膜隐窝中的两层中胚叶组织完全缺如,小窝底部为黑色素上皮。③虹膜色素层缺损,在虹膜实质发育不全处用检眼镜能看到眼底红光反射。

三、瞳孔残膜

胚胎时晶状体被血管膜包围,到胚胎 7 个月时该膜完全被吸收而消失。但有时在出生后晶状体前囊上残存一部分,称为瞳孔残膜。

(一)临床表现

瞳孔残膜颜色与虹膜色相同,主要有丝状和膜状两种。前者一端连在虹膜小环部,另一端连到瞳孔区晶状体前表面或角膜后壁,这一点与炎症后粘连不同;膜状者起于虹膜小环部,占据部分瞳孔。瞳孔膜残留一般不影响瞳孔运动,除致密的膜外,一般不引起视力障碍。

(二)治疗

影响视力的厚瞳孔膜需要手术或激光治疗。

四、脉络膜缺损

脉络膜缺损是指脉络膜有局部缺损,为比较常见的先天性眼底异常。典型的脉络膜缺损是由于眼泡胚裂闭锁不全,脉络膜发育不良,致使脉络膜和 RPE 完全缺损,可有遗传性。非典型脉络膜缺损的病因和性质尚无统一的意见,一般认为可能是外胚叶或中胚叶发育异常,子宫内期脉络膜炎症也可能与之有关。

(一)临床表现

1.典型脉络膜缺损

多为双眼,也可有单眼,往往合并其他眼部异常,导致视力不佳。缺损位于视盘下方,与其下缘之间有一宽窄不等的正常区;有的病例其上方也可包括视盘在内,下方边缘直达眼底周边部。缺损的面积大小不一,一般大于数 PD,大者可超过一个象限。视野检查可见与缺损一致的扇形缺损。缺损区无脉络膜,通过菲薄的视网膜可见巩膜,显示白色或灰白色,在缺损区有时可见色素或少许脉络膜血管。缺损的边缘齐整清楚,其周边有色素。有时缺损区凹陷,视网膜血管进入凹陷区时向下弯曲,称为膨出性脉络膜缺损。脉络膜大缺损表面可有横条色素带分隔成数区,或者在视盘下方有孤立的一个或数个缺损,排列成行,大小不等,呈不规则圆形或横椭圆形,称为桥形脉络膜缺损。在脉络膜缺损处的视网膜常有萎缩变性,有时由裂孔或组织牵引而引起视网膜脱离,由于没有正常眼底颜色作为背景,很难发现视网膜破孔和视网膜脱离,需要仔细检查眼底。有人认为脉络膜缺损处如有出血斑时,裂孔往往在其附近。

脉络膜缺损常伴有其他先天异常,如小眼球、虹膜、视神经、晶状体缺损以及黄斑部发育异常,因而视力不良,并可伴有斜视和眼球震颤。

2.非典型脉络膜缺损

较少见,多为单眼。缺损可位于眼底任何部位,发生于黄斑者称为黄斑部缺损,中心视力丧失,这是最多见的非典型脉络膜缺损,缺损部的表现与典型者相似,巩膜暴露为灰白色并有色素沉着。非典型脉络膜缺损需要与陈旧性脉络膜病灶相区别,后者形状不一,边缘不整齐,往往不是单一的,萎缩区有瘢痕组织和大量色素增生,不伴有其他先天异常。

(二)治疗

无特殊疗法。并发视网膜脱离者考虑手术治疗,应注意封闭脉络膜缺损的边缘部,脉络膜缺损范围较大,后部边缘部不易封闭,故治疗效果较差。

现有激光治疗和玻璃体视网膜手术治疗方法。

1.激光治疗

根据破孔和视网膜脱离的不同考虑不同措施:①如果缺损区有破孔尚无视网膜脱离,或有脱离仅限于缺损区,可考虑激光封闭缺损边缘。②如果脱离已波及缺损区外,可先试行保守治疗促进视网膜下液吸收,以利激光照射;如果不能吸收可先放水,视网膜复位后再激光照射。③如果发病时间较长,脱离范围较广而且高,卧床后不恢复,玻璃体有浓缩现象,术中一般需要放水,巩膜折叠部置入填充物。手术不易达到的缺损区近视盘边缘,在视网膜复位后可补充激光治疗。

2.玻璃体视网膜手术

如果脉络膜缺损处的视网膜破孔不易发现或有严重的增殖性玻璃体视网膜病变可考虑玻璃体手术。充分的视网膜前膜和玻璃体切除可恢复视网膜的弹性,封闭裂孔及缺损区边缘。玻璃体内注入气体或硅油顶压眼球效果更好。

第三节　葡萄膜退行性改变

一、虹膜角膜内皮综合征

Harm(1903)首先描述一种涉及虹膜萎缩和青光眼的疾病,称为原发性进行性虹膜萎缩。之后 Chandler(1956)报道一种虹膜萎缩伴有角膜营养不良的疾病,临床表现有角膜水肿和青光眼,称为 Chandler 综合征。Cogan-Reese(1969)又报道单眼青光眼患者虹膜上有很多结节样虹膜痣,认为与 Chandler 综合征很相似。Schield(1979)认为以上三种类型是同一性质疾病,因为有的病例开始是 Chandler 综合征,以后发生虹膜萎缩孔,并发现原发性进行性虹膜萎缩也可有虹膜结节。Yanoff(1979)明确提出将三者总称为虹膜角膜内皮综合征。

(一)病因和发病机制

1.炎症或血管学说

现已证明本病虹膜血管有不同程度闭塞,但其改变的原因不明,可能是先天性,也可能是由某种因素所致。

2.Campbell 膜学说

Campbell(1978)根据临床观察和组织病理提出原发性虹膜萎缩是由角膜内皮细胞异常开始的,产生一层由单层内皮细胞和后弹力膜样组织的膜,这种膜伸展越过前房角到虹膜表面。由于膜的牵引可引起虹膜周边前粘连和瞳孔向粘连处移位变形,以及引起虹膜萎缩、虹膜孔形成。另外可能继发于虹膜缺血而引起溶解性孔。由于膜影响角膜内皮功能而引起角膜水肿,由于虹膜前粘连及膜的阻塞房角而引起青光眼。

(二)临床表现

1.原发性进行性虹膜萎缩

多为单侧,好发于青年或成年女性。病变在不知不觉中进展,无自觉症状,直到数年后眼压高才被发现。开始瞳孔有偏中心改变,随着病情的进展,逐渐向周边部移位,萎缩加重,进而色素上皮松解消失,发生虹膜穿孔,形成假性多瞳症。裂孔变大或相融合而形成巨大裂孔,虹膜大部分消失。严重者仅遗留实质层条索,轻者组织疏松,颜色变浅。大多数病例有前粘连。初起时呈细小锥形,基底逐渐变大,向角膜边缘部进展。瞳孔常向虹膜前粘连处移位,有时虹膜被牵引向前,离开晶状体,这种牵引更促进虹膜孔的形成。

2.Chandler 综合征

角膜后壁有特殊的细小斑点状、滴状改变,常伴有角膜水肿,异常的内皮细胞覆盖在角膜后面、小梁网和虹膜表面。裂隙灯下呈弥漫的角膜内皮点彩样改变或呈细小金箔样斑点。角膜内皮镜下内皮畸形、多形态,并有内皮细胞的暗区,有轻度虹膜萎缩,仅限于虹膜实质表层弥漫萎缩,不形成孔;也可有虹膜前粘连,程度不等,从针尖大到较宽的前粘连;中等眼压升高。本病对探讨单眼青光眼的原因很重要。对每个单眼青光眼患者都应详细检查角膜后壁。

3.虹膜痣(Cogan-Reese 综合征)

Cogan(1969)首先报告单眼青光眼患者虹膜上有较多的结节样突起,角膜内皮营养不良和角膜水肿,有不同程度的虹膜萎缩,有时也有虹膜前粘连,但虹膜很少穿孔、有虹膜色素性小结节或弥漫性色素病变,初起时表现为少量细小淡黑色或黄色结节,以后结节逐渐变大为棕黑色或暗棕色有蒂的结节。眼压正常或稍高。

(三)诊断与鉴别诊断

1.诊断

根据临床表现。

2.鉴别诊断

(1)角膜内皮异常的鉴别疾病。①Fuchs 角膜内皮营养不良症:多为双眼,角膜内皮异常,但无虹膜萎缩和虹膜前粘连。②角膜后多形性营养不良症:角膜后壁可见成串的小泡,有时在后弹力膜可见赘生物,但本病为双侧性,有家族史。

(2)虹膜萎缩的鉴别疾病。①先天性虹膜实质发育不良:自幼房角发育不良,有青光眼和虹膜异常,瞳孔括约肌色浅,多不进展。常染色体显性遗传。②Rieger 综合征:有广泛的周边前粘连,瞳孔移位和虹膜孔。全身表现为先天性缺齿,上颌发育不良。有家族史。

(3)虹膜结节和色素性改变的鉴别疾病。①神经纤维瘤:虹膜常有大小不同的结节和色素沉着,为双侧性。②虹膜恶性色素瘤:病变较大并多发。

(四)治疗

主要针对角膜水肿和继发性青光眼治疗。如药物不能控制眼压,需进行手术治疗,以滤过性手术为主;对严重角膜水肿可考虑穿透性角膜移植术。

二、回旋形脉络膜萎缩

(一)病因和发病机制

回旋形脉络膜萎缩为脉络膜、视网膜进行性萎缩性疾病,有遗传性,1/3 患者有双亲血族联姻,多为常染色体隐性遗传,常伴有脑、肌肉异常改变。Kakki(1974)认为本病与高鸟氨酸血症有关,这是由于鸟氨酸酮转氨酶(orthine ketoacid transminase,OKT)的活性不足或缺乏所致。又有研究提出牛眼视网膜之鸟氨酸转化为脯氨酸主要是由于 OKT 的作用,可能导致脉络膜视网膜内脯氨酸缺乏而引起眼底改变。眼部改变是全身代谢障碍的一部分。

(二)临床表现

多见于 20～30 岁,男女均可患病,病程缓慢,常一家族中累及数人。早期有夜盲,视力逐渐减退,视野收缩,当病变累及黄斑时,视力极度低下,甚至仅剩光感。ERG 低于正常,最后消失,EOG 异常。眼底表现颇为特殊:开始在赤道部有萎缩,常呈不规则圆形、多角形、扇贝形和各种奇形改变,在病变之间眼底正常。病变区的脉络膜毛细血管和色素上皮完全消失,可见脉络膜大血管和视网膜色素紊乱。随着病程进展,萎缩区由周边向后极扩展,常形成一环形带,因而出现环形暗点,极周边的眼底正常。随后萎缩区又进一步向视盘及周边部扩大,仅黄斑因有致密的脉络膜毛细血管丛得以长时间保持正常,但最后也发生萎缩,全眼底呈黄白色,散布有小色素斑,周边部更致密,有时呈天鹅绒样棕色色素增生,视网膜血管变细,视盘色变浅,常伴有白内障。

(三)治疗

随着本病的生物化学的研究,对以往认为无法治疗的本病提出下列治疗方案。

1.增加剩余酶的活力

应用高水平的辅助因子。这种物质在酶的降解方面是一种辅助因子,也是对 OKT 的辅助因子,是食物维生素 B₆ 的活动型。因此,提出维生素 B₆ 治疗以增加残余酶的活力,减少血内鸟氨酸,每天服用维生素 B₆ 300～700 mg,1 周内血浆鸟氨酸水平下降 45%～50%。

2.限制鸟氨酸的先驱物

主要限制精氨酸,因为精氨酸来自蛋白,因而应采取低蛋白饮食。但这种方法也不是没有危险的。

3.调整缺乏的物质

血浆内鸟氨酸升高,血浆中赖氨酸、谷氨酸和肌酸会减少,因此需要补充肌酸、赖氨酸。OKT 活性下降,视网膜脉络膜内脯氨酸缺乏,更应补给脯氨酸,每天服用 2～3 g。也可用赖氨酸每天 2.5～5 g,以降低血浆内的鸟氨酸。

三、原发性脉络膜硬化

(一)病因

原发性脉络膜硬化是一种在脉络膜发生的弥漫性或局限性变性改变并伴有

视网膜变性和色素性改变,有家族史和不同的遗传形式,多见于老年人,但不常伴有全身性动脉硬化和脉络膜血管硬化,而是眼底如大脉络膜血管的硬化表现,这是由于血管周围组织、毛细血管消失和 RPE 变薄的萎缩背景下脉络膜大血管明显暴露所致。

(二)临床表现

临床表现有三种类型。

1.弥漫性脉络膜硬化

弥漫性脉络膜硬化是少见类型,常侵及全眼底。往往为常染色体显性遗传,也有隐性或性连锁遗传者。近年来生化研究结果表明本病为光感受器的某些遗传生物学改变,主要异常改变为环磷酸腺苷浓度升高、光感受器间维生素 A 结合黏蛋白减少。本病发病较晚,一般中年期起病,但也有发生于青年者,到 40 岁时形成广泛脉络膜视网膜萎缩。有进行性视力减退、夜盲及视野收缩,可发生环形暗点,常呈管状。病程进展缓慢,最后视力可仅为手动。眼底早期有水肿和色素以及小的奶油状色素斑,随着年龄的增长,病变由视盘或黄斑附近开始,以后逐渐扩展,到 60 岁全眼底被侵犯,呈弥漫性萎缩豹斑状,后极部更明显。由于视网膜色素上皮萎缩,脉络膜毛细血管消失,透露出硬化的脉络膜大血管,其中有些已闭锁呈白色索条状,有的在灰白色血管中尚有细窄的血管柱,在血管明显硬化的脉络膜萎缩区往往露出白色巩膜。视盘呈蜡黄色,视网膜血管变细,眼底常伴有散在的色素斑。也可有色觉异常,ERG 低于正常,最后消失,EOG 明显异常,有不典型暗适应改变。

2.视盘旁和中心性脉络膜硬化

多为常染色体隐性遗传。病变开始于视盘周围,相当于视盘附近的血管环的小分支受累,使视盘周围的脉络膜发生萎缩,病变区边界不清。病变扩展的程度不同,有时很广泛,可累及黄斑部和后极部;有时很轻微如同老年晕。暗适应受影响,但无完全性夜盲。

3.中心性晕轮性脉络膜萎缩

本病仅限于黄斑部,多为双侧性,有家族史,最早可在 15 岁发病,黄斑部有渗出和水肿,到20~30岁眼底改变明显,50 岁以后黄斑部出现圆形、椭圆形,境界清楚 2~4 PD 的局限性萎缩区,其中 RPE 和脉络膜毛细血管消失,仅有的脉络膜大血管也变细,偶有闭锁锃亮的白条状。荧光血管造影脉络膜大血管边缘部由于色素脱失表现为强荧光。视网膜血管正常,有绝对性中心暗点,周边视野正常,无夜盲。

(三)诊断与鉴别诊断

根据双眼对称性改变、有家族史以及眼底特殊性改变,多能做出诊断。病变广泛者如弥漫性萎缩,应与视网膜色素变性和其他视网膜变性疾病区别,中心部的萎缩应与老年性黄斑变性和后极部炎症病变鉴别。本病无特殊疗法。

四、无脉络膜症

(一)病因和发病机制

无脉络膜症是遗传性进行性脉络膜视网膜变性,为一种中间性性连锁的遗传病。男性病变典型、严重且为进行性;女性病变轻且不进展,视力很少减退。疾病通过女性传递给后代,为一种进行性毯层脉络膜营养不良。

(二)临床表现

本病为双侧性。男性患者自觉症状明显,5~10 岁开始有夜盲,视力、视野逐渐有改变,晚期完全失明。男性眼底改变明显,多在儿童时期即出现周边部椒盐状视网膜色素上皮退行性改变,并有散在的色素斑点。病变进展,脉络膜血管及色素上皮萎缩,出现小区域的脉络膜大血管暴露。这种改变从周边部向后极部发展。随着年龄的增长脉络膜血管逐渐消失,一般在 50 岁之后几乎全部色素上皮被破坏,脉络膜萎缩,血管消失以至巩膜暴露,最后眼底为均匀一致的白色反光,仅在中央区有限界不清的淡棕红色或眼底周边有岛状淡红色区能残留一段时间。视网膜动脉变细,视神经乳头晚期萎缩,玻璃体可发生液化,有点状、纤维状混浊或灰白胆固醇样结晶以及细小棕色素点。

女性携带者的眼底表现与男性患者年轻时的早期改变相似,眼底周边有椒盐状萎缩,也可见色素斑,但病变多不进展。男性患者有色盲,ERG、EOG 晚期都明显异常。女性视功能多为正常,偶尔有异常也比男性患者轻。

(三)诊断与鉴别诊断

根据家族发病史、典型眼底改变以及电生理检查,可以作出诊断。应与视网膜色素变性相鉴别,特别是非典型病例与本病中期改变有相似之处,应当注意。另外应与严重的脉络膜硬化相区别。

(四)治疗

本病目前尚无特殊疗法。

第四节　感染性葡萄膜炎

葡萄膜炎有各种原因,很多病原体可引起葡萄膜炎,现将常见者介绍如下。

一、眼内炎

眼内炎是严重眼病。仅前节感染称为化脓性虹膜睫状体炎。炎症波及视网膜、脉络膜和玻璃体者称为眼内炎,如不及时治疗可发展为全眼球炎,表现为眼剧痛难忍,眼睑、结膜高度水肿充血,眼球突出,运动受限,视力完全丧失。因此,积极治疗眼内炎是抢救眼失明的关键。

(一)病因和发病机制

1.外因性眼内炎

外因性眼内炎是病原体由外界直接进入眼内所致,如眼球穿通伤、内眼手术及角膜溃疡穿孔等。手术后感染多由于使用污染的敷料、药液和手术的植入物(如人工晶状体、视网膜脱离手术时的环扎物等)。伤口愈合不良、眼组织嵌顿更有危险性。手术晚期感染多由于抗青光眼手术渗漏泡感染引起。外因性眼内炎以细菌感染多见,如革兰阳性菌,依次为白色葡萄球菌、金黄色葡萄球菌、链球菌,革兰阴性杆菌如铜绿假单胞菌较为常见。外因性真菌性眼内炎比细菌性少见,多由念珠菌感染。

2.内因性眼内炎

病原体通过血流进入眼内导致,又称转移性眼炎。病菌来自眼外感染病灶或败血症,从视网膜血管经内界膜进入玻璃体;致病因子也可来自睫状体平坦部血管,先引起晶状体后间隙和前玻璃体混浊。内因性感染与某些特殊因素有关,如血液透析、静脉补充营养或曾用过免疫抑制剂等,年老体弱以及重病患者更易患病。真菌性内因性眼内炎比细菌性多见,病原体以白色念珠菌多见,其次是曲霉菌。细菌性内因性眼内炎较为少见,可能是因为对细菌性感染容易及时控制,不致累及眼球,常见的细菌是金黄色葡萄球菌、链球菌、肺炎双球菌等。

(二)临床表现

1.细菌性外因性眼内炎

发病急,多在伤后 24~48 小时患眼突然疼痛,视力减退,刺激症状加强,结膜充血,分泌物增多,角膜水肿混浊,前房絮状渗出,迅速前房积脓,光感不确,不及时治疗可发展为全眼球炎。

2.细菌性内因性眼内炎

一般细菌性眼内炎没有全身症状,一旦出现症状说明是一种毒力较强的内源性细菌感染。疾病往往开始于眼底后极部,影响视力,表现为视网膜炎症、视网膜静脉周围有白色渗出、视网膜静脉伴白鞘,也可见视网膜浅层出血、视盘水肿以及玻璃体混浊,也可发生前葡萄膜炎。

3.真菌性外因性眼内炎

潜伏期比细菌性长,一般为数周,病程进展缓慢,早期症状轻,前玻璃体有局限性绒毛状渗出,严重者前房积脓;玻璃体混浊加重,有灰白色絮状渗出。一般视网膜受累较晚,视力可保持较长时间。

4.真菌性内因性眼内炎

发病隐匿,进展缓慢。白色念珠菌败血症所致的眼内炎往往在全身症状出现后5～12周发病。视力逐渐减退,无明显疼痛,早期表现为轻度虹膜睫状炎,多为双眼,很少有前房积脓,玻璃体常有灰白色混浊,眼底有白色局限性或散在絮状渗出物。最后发生前房积脓,严重者角膜浸润穿孔,眼球被破坏。

(三)诊断与鉴别诊断

1.诊断

可根据以下几点。

(1)病史:如眼球穿通伤、内眼手术和全身病史及是否存在感染病灶。

(2)临床表现:外因性症状重,多为细菌性。有以下情况应怀疑真菌性感染:①手术或外伤后有迟发的眼内炎症。②外眼炎症相对安静,而眼内炎症明显者。③前房或玻璃体有局限性炎症渗出团。

(3)微生物检查:除早期进行结膜囊分泌物涂片及细菌培养外,要及时采取前房液或玻璃体液检查,后者较前者阳性率高。

2.鉴别诊断

(1)外伤或手术后无菌性炎症:多发生于外伤或手术后5～10天,症状轻,很少有角膜水肿,很快好转。

(2)晶状体过敏性眼内炎:也可发生前房积脓,多见于过熟性白内障或白内障囊外摘除术后。

(3)眼内异物引起的眼内炎:如木质和铜质眼内异物,特别是钝铜可引起无菌性化脓性炎症。

(四)治疗

最理想的治疗是针对已明确的病原体治疗,但早期只能根据临床表现和涂片检查的初步结果立刻进行广谱抗生素治疗。

1.全身和局部应用广谱抗生素

眼内炎主要是抗病菌治疗。病原体未确定以前应立刻采用强有力的眼内通透性强的广谱抗菌剂。静脉注射效果好,细菌性眼内炎多用第三代头孢霉素、新青霉素和庆大霉素,对球菌和杆菌都有效。真菌性眼内炎特别有效药物不多,过去认为两性霉素与氟胞霉素联合使用较为有效,但前者全身应用毒性大,眼内通透性不佳,必须慎用。目前认为氟康唑是真菌性眼内炎的首选药物,眼内通透性强,不良反应少。先静脉点滴,以后改为口服。

2.皮质激素

非真菌性感染在充分、强有力的抗生素治疗 12～24 小时后可行球后注射氟美松 2.5～5 mg;全身用泼尼松 30～60 mg 7～10 天,以后在短期(10 天左右)内迅速减量至停药,全身激素停用后局部继续使用,球后注射每天或隔天一次,根据病情停用。

3.玻璃体内药物注射

在采用眼内液检查的同时,向前房内或玻璃体内注射抗生素。一般全量不超过 0.3 mL,并可同时注入氟美松 0.35 mg。最后根据眼液培养和药敏试验结果进行更有效的治疗。

4.玻璃体切除术

经各种治疗后病情继续恶化者,则应考虑玻璃体切除术,以清除玻璃体内大量微生物,并可抽取玻璃体液进行病原体检查和药敏试验,同时向玻璃体内注入药物。以下情况可考虑此种手术:①眼内炎合并前房积脓、结膜水肿,大量抗生素治疗 6～12 小时后病情仍继续恶化者。②超声波检查确定玻璃体内存在脓肿者。③炎症仅限于眼内,玻璃体混浊,视力下降严重者。④怀疑为真菌性眼内炎经药物治疗无效者。

二、结核性葡萄膜炎

自从多种抗结核药物问世以来,结核性葡萄膜炎虽然有所减少,但结核在内因性葡萄膜炎中仍占重要位置。

(一)病因和发病机制

结核杆菌不仅直接侵犯葡萄膜组织,并可由于机体对结核杆菌的超敏反应而发生肉芽肿性炎症。是否发病决定于宿主对细菌的抵抗力和免疫力与过敏之间的平衡,即疾病程度与细菌量、毒力、过敏程度成正比,而与机体的抵抗力成反比。

(二)临床表现

1.结核性前葡萄膜炎

有各种类型表现。

(1)粟粒型结核:慢性粟粒型结核常发生于菌力弱、免疫力强的患者,发病缓慢,虹膜有结节(1~3 mm),为圆形灰黄色。急性粟粒型结核是由菌血症引起,常伴有严重全身症状,刺激症状强,预后不佳。

(2)团球型结核:病变进展缓慢,最初在虹膜或睫状体有灰黄色结节,逐渐增大相融合形成较大的肉芽肿性病变。有时有浆液性纤维素性渗出、出血和干酪样前房积脓。前房角受累时可引起继发性青光眼。

(3)弥漫性过敏性前葡萄膜炎:较为多见,急性者好发于青年人,发病快,有羊脂样 KP 和虹膜 Koeppe 结节,易形成虹膜后粘连,也可表现为非肉芽肿性前葡萄膜炎;慢性炎症多发生于中年人,有较多大小不等的羊脂样 KP,进展缓慢,预后不佳。

2.结核性脉络膜炎

(1)急性粟粒型结核:多发生于急性粟粒型结核患者,更多见于结核性脑膜炎患者,为双眼。眼底可见圆形大小不等的黄白色斑,1/6~1/2PD,边界不清,多位于后极部。颅压高者可发生视盘水肿。

(2)慢性粟粒型结核:患者多为青壮年。眼底表现为播散性脉络膜结核结节。新鲜病灶为圆形或椭圆形黄白色或黄色渗出斑,为 1/3~1/2PD,同时也可见边界有较清楚的色素沉着的萎缩斑。

(3)团球状结核:为大的坏死性肉芽肿性病变,其附近有渗出和出血,并可发生视网膜脱离,最后形成大片脉络膜视网膜萎缩斑。严重者引起全眼球炎或穿破巩膜而造成眼球萎缩。

(4)弥漫性过敏性葡萄膜炎:为非特异性炎症,青年患者多为急性成形性炎症,老年人多为慢性复发性炎症。眼底有黄白色病灶,视网膜血管伴白线,玻璃体混浊,常伴发前葡萄膜炎。

(三)诊断与鉴别诊断

1.诊断

(1)详细询问结核病史和结核接触史。

(2)临床表现:前、后节有肉芽肿性病变。

(3)检查结核病灶:胸部 X 光透视、OT 或 PPD 试验、血沉等。

(4)诊断性治疗:对可疑患者进行抗结核治疗 2 周,病情改进者,结核性的可能性大。

2.鉴别诊断

(1)前节结核性炎症:应除外结节病、梅毒等其他肉芽肿性葡萄膜炎。

(2)脉络膜团球结核应与肿瘤鉴别,前者反应强,有出血和渗出。

(四)治疗

1.局部治疗

滴用链霉素(0.5%)或利福平(0.1%)。结膜下注射前者 50 mg,后者 1~5 mg。其他同一般葡萄膜炎。

2.全身治疗

抗结核药物主要有以下几种。

(1)异烟肼(雷米封):每片 100 mg,每天 3 次或每早 300 mg,顿服。并服维生素 B_6,每天 25 mg。异烟肼主要不良反应有末梢神经炎,严重者影响肝肾功能。

(2)乙胺丁醇:每片 0.25 g,开始时 25 mg/kg,分 2~3 次服用。8 周后减为每天 15 mg/kg。主要不良反应有视神经炎,严重者影响肝肾功能。

(3)链霉素:每天 0.75~1 g,分 2 次肌内注射或每周给药 2 或 3 次。主要不良反应是听神经损害。

(4)对氨基水杨酸钠(PAS-Na):配合异烟肼、链霉素以增强疗效。每片 0.5 g,每次 2~3 g,每天 3 次。有胃肠道和过敏不良反应。

眼治疗方案:为避免耐药性,一般需要 2 种或 3 种药物联合使用。如果确诊为感染性如粟粒性或团球性结核则应采用异烟肼+链霉素+PAS-Na(或乙胺丁醇或利福平)治疗,病情好转可联合用两种药物;过敏性患者用异烟肼和(或)利福平治疗;对可疑性结核者可单独使用异烟肼。对感染性患者应持续用药至少 1 年以防止细菌反复感染。对炎症反应特别强者在强抗结核治疗下可考虑应用皮质激素以防止眼组织严重被破坏,一般每早 7~8 时用 40~60 mg。这也仅为抢救将要丧失视力者,而且也要考虑全身情况权衡利弊慎用。

三、麻风性葡萄膜炎

麻风病是嗜酸性麻风分枝杆菌感染的慢性病。可侵犯神经和皮肤,引起广泛的临床表现。主要有三型,即瘤型、结核型和中间型。瘤型者多侵犯眼部。据统计,20%～50%患者有眼病,除眼睑、角膜病外还可引起葡萄膜炎。

(一)病因和发病机制

1.感染因素

感染因素是由于麻风杆菌血行扩散,直接侵袭眼组织或支配眼及其附属器的神经。

2.免疫因素

由于机体对麻风杆菌的超敏反应,引起各类型改变。细胞免疫功能低下者容易引起瘤型麻风,眼病多见于此型。

(二)临床表现

1.慢性结节型(瘤型)虹膜睫状体炎

慢性结节型(瘤型)虹膜睫状体炎为最多见的类型,多发生于疾病的晚期,双眼缓慢发病。有白色细小 KP,也可见羊脂 KP。典型表现是虹膜有珍珠样白色麻风珠,这种散在发亮的细小白色小结节,多为感染病灶,开始少量,最后散布在全虹膜表面;也可融合形成较大的麻风瘤,其中含有白细胞和活的麻风杆菌。数月后结节消失或遗留小萎缩斑。麻风瘤也可发生在虹膜组织深层,表现为细密的奶油黄色病变,逐渐变大可突出于虹膜表面,也可进入前房。愈后遗留局限性虹膜萎缩斑。严重者炎症蔓延到全葡萄膜,最后眼球萎缩。

2.急性弥漫性成形性虹膜睫状体炎

此型少见,与一般非特异性前葡萄膜炎相似,可能是对病原体的迟发型免疫反应。

3.孤立的麻风瘤

较少见。可能是麻风瘤的扩展。往往由睫状体开始,出现在前房角,常伴有角膜实质炎,逐渐蔓延到虹膜、脉络膜和巩膜,最后眼球被破坏。

4.周边部麻风性脉络膜炎

单眼或双眼发病,表现为孤立的蜡样高反光性病变,很像瘢痕样改变,周围伴有色素,并伴有视网膜血管炎。

5.播散性脉络膜炎

更少见,为非特异性渗出性炎症,有较大病灶,见于麻风病晚期。

(三)诊断与鉴别诊断

(1)根据全身临床表现和皮肤活检明确诊断。

(2)鉴别诊断:粟粒性结核和梅毒性病变。

(四)治疗

1.局部治疗

同结核性前葡萄膜炎。

2.全身治疗

主要针对病因治疗。全身药物有氨苯砜、苯丙砜以及利福平等。最常用氨苯砜,第一周12.5 mg,每天2次,渐增至50 mg,每天2次。本药毒性较大,有蓄积作用,应连服6天停1天,连续3个月停2周,为1个疗程。此外还可用利福平每天600 mg分服。眼病用药要根据情况。如果全身病已治愈,虹膜没有麻风结节,轻的虹膜睫状体炎也可只用一般的治疗方法。

四、梅毒性葡萄膜炎

梅毒性葡萄膜炎解放后国内极少见,但目前仍应给予重视。

(一)病因和发病机制

1.获得性梅毒

获得性梅毒是由梅毒螺旋体经性接触传染的。螺旋体自皮肤、黏膜侵入人体,局部繁殖发病,经血液向全身播散引起各器官疾病。眼部主要侵犯角膜、葡萄膜和视神经。

2.先天性梅毒

先天性梅毒是由孕妇感染梅毒,通过脐带或血流侵及胎儿或分娩时由产道感染所致。葡萄膜炎是由梅毒病原体直接感染或由免疫因素引起。

(二)临床表现

梅毒的全身表现后天和先天各期不同。获得性梅毒的一期为感染后2~4周出现下疳,多发生于生殖器,先有丘疹,后形成硬结;二期为感染后7~10周,全身淋巴结肿大,由于菌血症而引起皮肤、黏膜、眼、鼻等损害。先天梅毒多为早产,出生后3周才出现皮肤、黏膜改变,淋巴结和肝、脾大。晚期梅毒多在5~8岁出现眼、牙、骨骼、皮肤、神经症状。

1.获得性梅毒性葡萄膜炎

(1)虹膜蔷薇疹:是眼梅毒的最早表现,发生于二期梅毒早期,虹膜表面血管袢充血,出现快,持续数天消失。并有复发性蔷薇疹,常伴有渗出和虹膜后粘连。

(2)梅毒性虹膜睫状体炎:有各种类型。①梅毒二期虹膜睫状体炎:为急性,有皮疹。②梅毒三期虹膜睫状体炎:发生于下疳后 10 余年,易再发,预后不佳。③Jarish-Herxheimer 反应:发生于抗梅毒治疗注射后 24～48 小时,为急性炎症,是治疗中大量螺旋体死亡,产生内毒素所致。④复发性虹膜睫状体炎:是治疗不当导致,在停止治疗 4～6 个月后发生,常伴有黏膜、皮肤反应。严重者可引起失明。

(3)梅毒性脉络膜视网膜炎:有各种类型。有弥漫性,发生于感染后早期,眼底广泛发灰,经治疗可消失或遗留斑点状浅层萎缩,播散性为最多见。发生于晚二期梅毒,玻璃体混浊,灰黄色病灶数个或多个;陈旧病变有色素增生,有时形成骨小体样色素性病变,如同视网膜色素变性样改变。

(4)梅毒瘤:梅毒结节性浸润相融合形成肉芽肿性肿块。一种是丘疹,为多发病变,位于虹膜,呈黄色,数天或数周消失;另一种为梅毒树胶肿,为棕黄色,发生于三期梅毒,最后坏死,发生严重的虹膜睫状体炎。

2.先天性梅毒性葡萄膜炎

(1)急性虹膜睫状体炎:发生于胎内或出生后半年以内,为急性纤维素性炎症,常发生虹膜后粘连等各种严重并发症。

(2)脉络膜视网膜炎:较多见,常发生于出生前,全眼底色素紊乱,呈椒盐样改变,常伴有视神经萎缩。

(三)诊断与鉴别诊断

1.诊断

根据临床表现,冶游史和父母亲性病史,病灶、房水、玻璃体取材检查螺旋体,血清学检查有助诊断。国际通用法有 VDRL 和 RPR 试验。

2.鉴别诊断

(1)其他原因前葡萄膜炎:如风湿性炎症。

(2)其他肉芽肿性炎症:如结核、结节病等。

(3)眼底色素性改变:应与视网膜色素变性等区别。

(四)治疗

1.局部治疗

同一般葡萄膜炎。

2.全身抗梅毒治疗

一般用青霉素每天静脉点滴 1200～2400 万 U,至少 10 天,以后改用苄星青霉素 240 万 U,每周一次肌内注射,连续 3 周。先天性梅毒肌内注射苄星青霉素

5 万 U/kg,每天一次,或青霉素 G 每天2.5 万 U/kg,连续 10 天。

五、钩端螺旋体病性葡萄膜炎

钩端螺旋体病是一种流行性急性传染病。我国南方较为多见,可引起葡萄膜炎。

(一)病因和发病机制

病原体为一种黄疸出血性钩端螺旋体。葡萄膜炎的发病可能是血行病原体的感染导致,也可能是对病原体的超敏反应或由于毒素作用导致。

(二)临床表现

1.全身表现

主要症状为发热、肌肉疼痛,严重者有出血倾向、黄疸、肝肾衰竭,轻者仅为感冒症状,诊断困难。

2.眼部表现

眼部发病在全身急性症状出现的末期,更多见于全身症状消退后数周,多为双眼,前后节发病,有不同类型。

(1)轻型前葡萄膜炎:此型多见。发病急,有轻度睫状充血,细小 KP 和前房浮游物,虹膜轻度充血及轻度后粘连,治疗效果良好。

(2)重度全葡萄膜炎:有急慢两种类型:急性者大量细小 KP,前房大量纤维素渗出,并可出现前房积脓,玻璃体混浊,视盘模糊不清,黄斑部水肿,周边视网膜血管旁有渗出。慢性者起病缓慢,有羊脂 KP,致密的虹膜后粘连和膜状玻璃体混浊,眼底看不清,发生脉络膜视网膜炎,黄斑部水肿,视网膜有渗出和出血,周边血管伴白线,常迁延不愈。

(3)后部葡萄膜炎:前节正常,后玻璃体混浊,视网膜水肿,有圆形不规则灰白色或灰黄色局限性渗出,视盘水肿。一般 1~3 个月恢复。

(三)诊断与鉴别诊断

1.诊断

注意全身病史。血清试验有补体结合试验和凝集试验,阳性率可持续数月至数年,并可从血、尿分离出病原体。

2.鉴别诊断

血清检查与 Lyme 病和梅毒鉴别。

(四)治疗

早期用大量青霉素治疗,病情严重者在抗病原体治疗后可考虑加用皮质激素治疗,以免眼组织遭受严重破坏。

六、Lyme 病性葡萄膜炎

本病是一种由蜱为媒介的螺旋体传染的多系统疾病。常侵犯皮肤、关节、神经、心脏以及眼组织,也可引起葡萄膜炎。因本病最初发现于美国的 Lyme 城,因而称 Lyme 病。

(一)病因和发病机制

本病是由蜱传染,蜱寄生于各种动物如鼠类、鸟类、家禽、猫、犬及牛、马、鹿等。螺旋体在蜱的中肠发育,人被蜱咬后可患病。1982 年 Burgdorferi 证明一种疏螺旋体是本病的病原体,称为包柔螺旋体。

(二)临床表现

1.全身表现

全身表现分为三期。

(1)一期(感染期):早期有感冒症状。被蜱咬的皮肤形成红斑,逐渐变大,形成中心色浅、边缘略隆起的环形红斑,可达 3～15 cm,称为游走性红斑(erythema migrans,EM),可持续 3～4 周。

(2)二期(扩散期):发生于感染症状后数天至数周,甚至数月,表示病原体扩散到全身。早期的 EM 消失又出现较小的慢性游走性红斑。可发生脑膜炎、末梢神经炎、脑神经麻痹,最多见者是面神经麻痹,也可出现心律不齐、心悸、心动过速或过缓以及心包炎、心肌炎等。

(3)三期(晚期):发生于感染后数月至数年。主要改变是以膝关节为主的大关节炎,也可发现慢性或复发性单关节或小关节炎。其次,皮肤表现为慢性萎缩性肢皮炎。在四肢出现弥漫性红色浸润,最后吸收,遗留皮肤和皮下组织萎缩,皮肤变薄如纸,呈紫色萎缩斑。三期仍有神经、精神疾病,如多发硬化症样改变、脑脊髓炎、癫痫以及记忆力减退、痴呆等症状。

2.眼部表现

各期表现不同。

(1)一期:以滤泡性或出血性结膜炎最多见。

(2)二期:主要是葡萄膜炎,有各种类型。

前葡萄膜炎:为急性或肉芽肿性炎症。Winward(1980)报告 6 例眼 Lyme 病,其中 5 例为双眼肉芽肿性前葡萄膜炎,有羊脂样 KP 和虹膜结节。

非典型中间葡萄膜炎:玻璃体有雪球样混浊,并有一例平坦部有雪堤样渗出,但有虹膜后粘连与典型中间色素膜炎不同。

弥漫性脉络膜视网膜炎:有的病例伴有视网膜脱离,激素治疗无效,Borrlia Burgdorferi(BB)抗体高,经用头孢霉素治疗,抗体下降,视网膜脱离消失;眼底可发生视网膜血管炎、视网膜出血。眼内炎严重者可发展为全眼球炎,也可发生视神经炎、视盘炎、视神经视网膜炎、视神经萎缩以及缺血性视盘病变等。

(3)三期:主要发生双眼实质性角膜炎,为多发病灶,位于实质层不同水平,每片混浊边缘不整齐;有细小 KP,但前房炎症不明显。也可发生角膜实质层水肿和新生血管。角膜改变可能是机体对病原体的一种迟发变态反应。也可发生巩膜炎。

(三)诊断与鉴别诊断

1.诊断

根据流行病史和临床表现如蜱咬、皮肤红斑等,做 BB 抗体的检测,并全面检查除外其他原因的葡萄膜炎,以及试验性抗生素治疗等。

2.鉴别诊断

(1)非肉芽肿性前葡萄膜炎:特别是伴有关节炎者,应根据化验检查区别。

(2)肉芽肿性葡萄膜炎:如结核、结节病以及中间葡萄膜炎应当给予鉴别。

(3)弥漫性脉络膜视网膜炎者应当与 VKH 区别。前者对皮质激素治疗无效,后者有效。原田氏病早期眼底出现散在的小"视网膜脱离斑"。

(四)治疗

有全身病或葡萄膜炎者应当用大量青霉素静脉点滴,1 000 万 U,每天 2 次。最好用第三代头孢霉素如头孢三嗪或头孢氨噻肟等,每次 1 g,每天 2 次静脉点滴,2 周为 1 个疗程。全身不要用激素,前节炎症可局部点眼并加用抗生素。

七、疱疹病毒性葡萄膜炎

多种病毒可引起葡萄膜炎,以疱疹性葡萄膜炎为多见,主要有两类。

(一)单纯疱疹性葡萄膜炎

1.病因和发病机制

本病多由疱疹病毒(HSV)Ⅰ型引起,多表现为前葡萄膜炎,是病毒对虹膜和睫状体的直接感染,可从患者房水内分离出病毒,但有些病例未发现病毒,可能是机体对病毒的超敏反应。

2.临床表现

有各种类型,角膜与虹膜同时受累者多见。

(1)疱疹性角膜-虹膜睫状体炎:轻重不同。轻者为一过性炎症反应,多发生于树枝状角膜炎,前房少许浮游物,易被忽视。炎症随角膜病的好转而消失。重者多发生于慢性疱疹性角膜溃疡或盘状角膜炎。KP多位于盘状角膜病变的后壁,容易引起虹膜后粘连和继发性青光眼。炎症持续时间较长,愈后易复发。

(2)疱疹性虹膜睫状体炎:可能是由于葡萄膜本身的病毒感染。常表现为出血性前葡萄膜炎,伴有轻微角膜病变或仅有后弹力膜炎,也有虹膜炎先于角膜炎者。发病急,眼剧痛,房水闪光阳性和前房出血,往往有羊脂样KP和虹膜结节,易形成虹膜后粘连。常发生虹膜实质萎缩,遗留白斑。

(3)疱疹性视网膜脉络膜炎:较少见,多发生于新生儿,是由疱疹病毒Ⅱ型引起。患儿母亲患有疱疹性子宫颈炎,出生时经产道感染,开始有皮肤改变,很快血液播散,引起脉络膜视网膜水肿和黄白色小病灶,多位于后极部,愈后病变消失或遗留少许萎缩瘢痕。

(二)带状疱疹性葡萄膜炎

1.病因和发病机制

本病为水痘-带状疱疹病毒侵犯三叉神经眼支所致,是由病毒直接感染,并有免疫因素,由于免疫复合物沉着于虹膜血管壁,引起闭塞性血管炎,使组织缺血,形成局限性虹膜萎缩。本病多发生于免疫功能低下者,如年老体弱以及艾滋病患者。

2.临床表现

眼带状疱疹常伴有角膜炎,表现为点状上皮性角膜炎或小水泡融合形成伪树枝状角膜炎。角膜炎时常有一过性虹膜炎。严重性前葡萄膜炎有两种类型。

(1)弥漫性渗出性虹膜睫状体炎,发病隐匿易发生虹膜后粘连。偶有前房积脓或有血液,可发生顽固性青光眼,愈后遗留虹膜萎缩斑。

(2)局限性炎症虹膜出现疱疹,往往伴有前房出血,多有色素性大KP,眼剧痛,数月始愈,遗留虹膜萎缩性白斑。

(3)脉络膜视网膜炎很少见,表现为多发性脉络膜炎,可伴有视网膜血管炎、血管周围炎,并可发生视神经炎、视神经萎缩以及视网膜脱离。本病可见于白血病、化疗和艾滋病患者。

3.诊断与鉴别诊断

诊断根据病史和临床表现。

鉴别诊断:伴有糖尿病的前葡萄膜炎也常伴有前房积血。其他原因的前葡萄膜炎无角膜病变。

4.治疗

(1)一般按疱疹性角膜炎和葡萄膜炎治疗。

(2)如果合并深层角膜炎可用低浓度的皮质激素点眼剂,同时用抗病毒药物。

(3)病情严重者可口服无环鸟苷 200～400 mg,每天 5 次,其主要不良反应是影响肾功能。

八、桐泽型葡萄膜炎(急性视网膜坏死)

本病是浦山 1971 年首先报告的,为严重葡萄膜炎伴有视网膜血管炎和视网膜坏死,最后视网膜脱离的疾病,称为桐泽型葡萄膜炎又称急性视网膜坏死。

(一)病因和发病机制

本病与疱疹病毒感染有关,开始发现眼内有疱疹 DNA 病毒或疱疹病毒颗粒,现由眼组织培养出疱疹病毒Ⅰ型或水痘-带状疱疹病毒,继而由于发生免疫复合物性病变引起视网膜血管炎而使病情恶化,导致一系列临床改变。

(二)临床表现

1.急性期(早期)

(1)前节炎症:突然发病,视力减退,先出现前节炎症,中等睫状充血,多为细小 KP,少数病例有羊脂样 KP,前房大量浮游物,瞳孔缘有时出现灰白色结节。

(2)后节炎症:玻璃体有较多尘埃样混浊。眼底首先出现视网膜血管炎,动脉变细伴白鞘,严重者仅见动脉主干,小分支闭塞消失,特别是周边部,或动脉壁散在黄白色浸润点,呈节段状,视网膜静脉扩张。继而眼底周边部出现散在的灰白色或白色混浊,很快融合成大片灰白色渗出,这种灰白色病变有时先出现在中周部。1～2 周后周边部浓厚混浊从周边部呈伪足样向后极进展,严重者全周边部受侵犯,在视网膜炎的高峰期有时可出现暂时性渗出性视网膜脱离。本病可发生视盘炎或后极部有边界较清楚的视神经视网膜炎,呈弓形与中心旁神经纤维束走行一致。由于视神经病变或动脉栓塞,视力可突然下降。

2.缓解期

发病 20～30 天后自觉症状好转,前节炎症减轻,视网膜血管浸润逐渐消退,往往遗留变细的动脉;视网膜灰白病变逐渐吸收,视神经乳头色变浅,但玻璃体混浊加重。

3.晚期

发病1.5～3个月后眼底周边部视网膜萎缩变薄,在其边缘部常发生多发裂孔,突然视网膜脱离,甚至全脱离,视力完全丧失。

(三)诊断与鉴别诊断

1.诊断

发病急,周边部大片灰白色渗出;动脉壁有黄白色浸润,动脉变细闭塞,玻璃体高度混浊,晚期视网膜脱离。并应注意疱疹病毒感染史。也可检查房水的HSV和HZV抗体。

2.鉴别诊断

(1)Behcet病:也可发生闭塞性视网膜血管炎,但不易发生视网膜脱离,并有特殊全身改变。

(2)局限性中间葡萄膜炎:周边部可发生灰白色大片雪堤状渗出,但无高度玻璃体混浊。

(四)治疗

1.药物治疗

(1)抗病毒治疗:主要用无环鸟苷静脉注射7.5～10 mg/kg,每天3次,或每8小时5～10 mg/kg,静脉点滴1～2周,活动病变控制后改为口服200～400 mg,每天5次,持续用药4～6周。球旁注射阿糖胞苷(0.2%),每次0.3～0.5 mL,并可肌内注射聚肌胞隔天一次。

(2)抗凝治疗:肠溶阿司匹林40 mg或125 mg,每天1～2次。

(3)皮质激素:早用无益,最好在抗病毒治疗后视网膜炎开始消退时应用,眼周围注射或每早口服强的松30～40 mg,以减轻玻璃体炎症反应。

2.手术治疗

(1)激光治疗:为预防视网膜脱离,最好在坏死炎症开始吸收、玻璃体混浊有所减轻时,从后极部到坏死区做360°光凝。

(2)玻璃体切除术:严重玻璃体混浊,视网膜玻璃体有牵引者应考虑此手术。有学者提出在视网膜光凝或玻璃体切除的同时向眼内注入无环鸟苷10～40 μg/mL。

(3)视网膜脱离手术:对已发生视网膜脱离者,一般做巩膜环扎术或同时做玻璃体切割,有人强调用玻璃体切除和气体交换术加光凝,不做巩膜缩短术,也较有效。

九、弓形虫病性葡萄膜炎

(一)病因和发病机制

弓形虫病是由弓形原虫感染所致。弓形虫病是一种人畜共患的寄生虫病，猫科动物是重要的终宿主和传染源，传染径路是从动物到人，经口、呼吸道和皮肤或通过胎盘罹病。我国人群血清检查阳性率为 4％～30％，多为隐性感染。眼及神经组织易受侵犯，为视网膜脉络膜炎多见的病因。国外发病率高，占肉芽肿性葡萄膜炎的 16％～27％。我国也有典型病例报告。成年人弓形虫病性葡萄膜炎多是先天感染，生后发病。发病年龄为 11～40 岁。再发有多种机制，如寄生在视网膜内原虫包囊破裂增殖、对包囊内容物或组织破坏物的蛋白过敏或带病原体的细胞进入附近眼组织等。

(二)临床表现

1.先天性弓形虫病

先天性弓形虫病是由胎内感染，如果发生在妊娠早期，胎儿容易死亡或流产；发生在妊娠晚期可发生全身性疾病如新生儿黄疸、肝脾大、肺炎及贫血等。更常侵犯中枢神经系统，出现各种神经症如脑水肿、脑钙化等。80％～90％病例伴有眼部病变视网膜脉络膜炎，也可能只有眼底病变，或出生后眼底正常，数年后发生改变。

眼底表现为局限性肉芽肿性坏死性视网膜脉络膜炎，多位于黄斑区或视盘附近或沿大血管分布，病灶大小不同，为 1～5 PD，活动病灶呈青白色或灰黄色，伴有视网膜水肿和出血。再发病灶常在陈旧病灶附近，形成所谓卫星状病灶。玻璃体有点状灰白色混浊，病灶附近更致密。常有视网膜血管炎或节段性视网膜动脉周围炎和前葡萄膜炎，反应严重者可发生羊脂样 KP，虹膜后粘连。但只有虹膜炎没有后节病变者不宜诊为弓形虫病性葡萄膜炎。

2.后天弓形虫病

后天感染是由于摄取猫粪内的卵囊或含有寄生虫未煮熟的肉。免疫功能良好者往往不出现症状。严重者出现发热、淋巴结肿大、肌痛、头痛等。后天者很少侵犯神经和眼。但近年来因广泛使用免疫抑制剂以及艾滋病患者增加，此种眼病也在增加，也表现为局限性视网膜脉络膜炎。

(三)诊断与鉴别诊断

1.诊断

根据眼底病变的特点和血清学检查诊断，如间接免疫荧光抗体试验、染色试验、血凝试验以及皮肤试验等。

2.鉴别诊断

(1)脉络膜结核瘤:黄白色大片病灶,但 OT 试验为阳性,弓形虫血清检查为阴性。

(2)巨细胞病毒感染:也易发生于免疫功能低下者,特别是艾滋病患者,眼底表现为黄白色局限性视网膜坏死,附近视网膜血管有白鞘,陈旧病变有色素增生。根据补体结合试验和患者的体液、尿液检查等与弓形虫病区别。

(四)治疗

主要是抗弓形虫治疗,如果中心视力明显受累,可用乙胺嘧啶,开始每天 75 mg,2 天后每天 25 mg,并联合用三磺,首量每次 2 g,以后改为每次 1 g,每天 4 次,共用 4 周。每周查白细胞和血小板计数,如果两者下降则服 5 mg,每天 3 次或每周肌内注射叶酸 2 次,每次 1 mL。也可口服乙酰螺旋霉素 300 mg,每天4次,并联合用三磺,6 周为 1 个疗程。炎症反应强烈时在抗弓形虫治疗 2 周后可加用泼尼松 60 mg,每晨 1 次,一周后改为隔晨 60 mg,根据病情减量。

第五节　非感染性葡萄膜炎

此类葡萄膜炎没有显示感染因素,但多有免疫异常表现,有些常伴有全身性疾病,主要分类如下。

一、Fuchs 虹膜异色性虹膜睫状体炎

Fuchs 虹膜异色性虹膜睫状体炎临床上并非少见。占葡萄膜炎 3%～11%。Fuchs(1906)首先提出本病的特点是虹膜异色、白色 KP 和并发性白内障。

(一)病因和发病机制

原因不明。近年来根据免疫学和组织病理学的研究多认为本病是一种免疫性炎症反应,病理表现为单核细胞浸润,其中浆细胞较多,并发现患者血清和前房水内有免疫复合物,表明在虹膜血管壁上有免疫复合物沉着,可能因此引起虹膜实质小血管血栓、闭塞而发生新生血管以及一切临床表现,荧光虹膜血管造影也可证实。

(二)临床表现

本病多发生于青壮年,男多于女,多单眼发病。无自觉症状,病程缓慢,很多患者在出现白内障、视力减退时才发现患病,表现如下。

(1)睫状充血很轻或无。KP为灰白中等大小、圆形、无色素,边界清楚,不融合,多遍布全角膜后壁,有时有角膜水肿。

(2)轻度前房内光和浮游物,前房角是开放的,但组织结构不清,常有放射状和环形细小血管,这可能是发生青光眼的原因。当前房穿刺时常引起穿刺部位的对侧有细条状出血流向前房,形成小的前房出血,数小时内吸收,称此为Amsler征。这是穿刺时前房压力突变使对侧脆弱的小血管受压而破裂导致。

(3)患眼虹膜色浅,是由于虹膜实质萎缩,色素减少;虹膜后面色素斑状消失,呈柱状或筛样改变,虹膜萎缩,表面可见细小血管。瞳孔缘色素层缺损或完全消失,从不发生虹膜后粘连。瞳孔可变大或形不整,对光反应迟钝,这是瞳孔括约肌萎缩所致。

(4)本病90%患者发生并发性白内障,是由后囊下开始混浊,发展迅速,很快成熟,手术摘除不困难,但有时发生并发症,如出血性青光眼、虹膜前粘连等。前玻璃体有少量尘埃状混浊。

(5)20%～50%患者发生青光眼为开角型,治疗困难,是小梁硬化、小梁内腔闭锁以及房角纤维血管膜形成所致。青光眼常是间歇性或亚急性,以后变为慢性。青光眼有时发生于白内障手术后,这可能是排水管已不正常,再加上手术影响加剧导致。药物治疗无效时可考虑滤过手术治疗。

(三)诊断与鉴别诊断

1.诊断

主要根据临床表现。

2.鉴别诊断

(1)慢性虹膜睫状体炎:有弥漫性虹膜萎缩,但KP有色素,易发生虹膜后粘连。

(2)单纯性虹膜异色症:为虹膜发育异常的遗传性改变,无炎症表现。

(3)继发性虹膜异色:是由于其他眼病如虹膜炎症引起的虹膜萎缩,血管新生,弥漫性虹膜肿瘤等所引起的一眼虹膜组织变色。

(4)神经性虹膜异色症:这是由于交感神经疾病所引起的虹膜色素脱失,动物实验证明颈上交感神经节切除可引起虹膜异色,但无炎症表现。

(四)治疗

无特殊疗法,皮质激素治疗不能改变疾病过程。重要的是及时发现青光眼及时治疗。白内障成熟后手术摘除,预后良好。也可以做人工晶状体植入手术。

二、晶状体诱发性葡萄膜炎

本病多发生于白内障囊外摘除或晶状体损伤以后,并常见于过熟期白内障。此类疾病以往分为三类,即晶状体过敏性眼内炎、晶状体毒性葡萄膜炎和晶状体溶解性青光眼。实际晶状体毒性葡萄膜炎是晶状体过敏性眼内炎的轻型,现称为晶状体性葡萄膜炎,三者总称为晶状体诱发性葡萄膜炎。

(一)病因和发病机制

晶状体有可溶性蛋白和非可溶性蛋白,前者占总蛋白的 90%,可溶性蛋白主要有 α、β、γ,α 抗原性最强,是诱发本病的重要抗原。正常人对房水内少量晶状体蛋白有耐受性,当大量晶状体蛋白进入房水内,耐受性被破坏,T 细胞对 B 细胞的抑制作用减少,而使 B 细胞产生抗晶状体蛋白抗体增加。大量抗体与晶状体蛋白抗原结合,在补体参与下形成免疫复合物,往往沉着于葡萄膜血管而引起 Arthus 型炎症反应。现已证明实验性晶状体诱发性眼内炎与人晶状体过敏性眼内炎相似,并证明实验性晶状体眼内炎可以血清被动转移。荧光免疫法证明受损伤的晶状体内有 IgA 和 C3,并且用眼镜蛇毒因子减少 C3,可防止发生实验性晶状体性葡萄膜炎,更进一步证明本病是免疫复合物型自身免疫性疾病。本病炎症轻重不同,有不同的组织病理改变,主要有三种类型。

1.晶状体过敏性眼内炎

疾病晚期在晶状体附近形成肉芽肿,表现为四种炎症反应环围绕晶状体皮质:最靠近晶状体皮质有一肉芽肿性反应带,含有大单核细胞,有类上皮细胞、多核巨细胞和巨细胞;在此环的外边是一纤维血管带;再其次是浆细胞环;最外层是淋巴细胞围绕。其附近的虹膜和睫状体表现为非肉芽肿性炎症。

2.巨噬细胞反应

此型最为多见,可发生于所有晶状体损伤的病例。其特点是巨噬细胞集聚在晶状体囊皮破溃部位,常见有异物型的巨细胞。虹膜和睫状体前部有淋巴细胞、浆细胞和巨噬细胞轻度浸润。

3.肉芽肿性晶状体性葡萄膜炎

在葡萄膜组织内有肉芽肿性炎症。

晶状体溶解性青光眼是由晶状体皮质溶解所引起的继发性开角型青光眼,

常伴发于晶状体过敏性眼内炎,多见于过熟性白内障。晶状体皮质漏入前房引起巨噬细胞反应,吞噬渗漏到前房的晶状体皮质或 Morgangnian 液体而变膨胀,这些细胞加上晶状体碎屑阻塞小梁网而引起眼压升高。

(二)临床表现

1.晶状体过敏性眼内炎

此型是免疫复合物 Arthus 型引起的炎症反应,临床症状明显,眼痛、视力高度减退,甚至光感不确。眼睑、结膜、角膜水肿,羊脂样 KP,前房水混浊,可有前房积脓,广泛虹膜后粘连,往往发生青光眼,如不及时手术摘除晶状体,最终导致眼球萎缩。

2.晶状体性葡萄膜炎

此型相当于晶状体毒性葡萄膜炎,有很多名称,如晶状体抗原性葡萄膜炎、巨细胞反应。发生于外伤或晶状体囊外摘除 2 小时～2 周以后,可发生于各种白内障,此型最为多见,多表现为轻度非肉芽肿性前葡萄膜炎。有三型:①自发性晶状体性前葡萄膜炎,本病无明显发病原因,无外伤史,但发病前都有晶状体混浊,包括并发性白内障。炎症为慢性,轻度充血或不充血,细小 KP,前房闪光弱阳性,白内障摘除后炎症消失。②白内障摘除术后晶状体性前葡萄膜炎,一般在术后 2～3 天出现 KP,数量不多,随着残留晶状体皮质的吸收,炎症逐渐消失。③外伤性晶状体前葡萄膜炎,多为轻度炎症。

3.晶状体溶解性青光眼

常发生于过熟期白内障或行过针拨术的手术眼。多为急性发作,眼压突然升高。明显睫状充血,角膜水肿,房水闪光阳性,轻度炎症反应,房角开放,有时前房有雪花状小白点漂浮,角膜后壁、前房角、虹膜及晶状体表面有小白点或者有彩色反光小点,这是含有蛋白颗粒的吞噬细胞。瞳孔轻度或中等开大,虹膜无后粘连,对光反应迟钝。

(三)诊断与鉴别诊断

1.诊断

主要根据病史和临床表现。在前房穿刺时,可见房水内嗜酸性粒细胞增多,占炎症细胞的 30% 以上。晶状体溶解性青光眼的房水内含有吞噬晶状体皮质的巨噬细胞。关于晶状体蛋白的皮试意义不大,正常人也可阳性。

2.鉴别诊断

(1)伤后晶状体性葡萄膜炎的鉴别诊断。①交感性眼炎:当外伤眼的对侧眼有白内障发生晶状体性葡萄膜炎时需与交感性眼炎区别,后者为全葡萄膜炎。当非外伤眼发炎时外伤眼也明显发炎,如果对侧眼是晶状体性葡萄膜炎,外伤眼是无炎症表现。②术后或伤后感染:发病急,刺激症状突然加重,前房炎症反应明显。

(2)晶状体溶解性青光眼的鉴别诊断:①急性闭角型青光眼,虽有白内障但有色素性 KP,前房浅,房角关闭,瞳孔开大。②白内障肿胀期青光眼,前房浅,无炎症。

(四)治疗

为预防晶状体诱发性葡萄膜炎,成熟的白内障应及时摘除,以免后患,提高手术技术尽力不遗留晶状体皮质。一旦确认为本病尽早摘除白内障或残留皮质,如果晶状体已大部分摘除可保守对症治疗,按一般葡萄膜炎治疗,并用皮质激素。溶解性青光眼在控制眼压后立刻做晶状体摘除,即使光感不确定也应手术。

三、交感性眼炎

交感性眼炎是眼球穿通伤后引起的双眼弥漫性非坏死性肉芽肿性葡萄膜炎。受伤眼称刺激眼,未受伤眼称交感眼。病情严重未及时进行有效的治疗,会导致双眼失明。

(一)病因和发病机制

本病多发生于眼球穿通伤和内眼手术后,外伤多于内眼手术,手术中以白内障手术更为多见,特别是伤口愈合不良或伤口有组织嵌顿以及眼内有异物者更易发生。另外角膜溃疡穿孔、化学烧伤以及眼内坏死性肿瘤都可发生交感性眼炎。外伤和交感性眼炎发生的时间间隔最短者 9 天,最长者 60 年。65% 发生在受伤后 2 个月以内,90% 发生在 1 年以内,最危险的时间是受伤后 4~8 周。早期摘除失明的外伤眼可防止健眼发病。

发病机制不明。现认为其发病与免疫因素有关。病毒在激惹免疫方面可能起佐剂作用。眼球穿通伤提供眼内抗原到达局部淋巴结(结膜)的机会,使眼内组织抗原能接触淋巴系统而引起自身免疫反应。实验证明交感性眼炎患者对眼组织抗原特别是 S-抗原的细胞免疫反应为阳性。近年来特别强调色素细胞抗原的重要性,并发现本病患者 HLA-A11 阳性率高,有 HLA-A11 者比无 HLA-A11 者外伤后发生交感性眼炎的危险性更大,并发现 HLA-DR 阳性率也高于正常组。

组织病理表现为双眼全葡萄膜组织浸润。开始以色素细胞为中心淋巴细胞为主的细胞浸润,首先发生在静脉壁,以后以类上皮细胞、巨细胞、浆细胞为中心出现,周围为淋巴细胞的结节,形成非坏死性慢性肉芽肿性病变,并可在视网膜色素上皮和玻璃膜之间形成类上皮细胞和淋巴细胞团呈局限性结节状小突起,称为 Dalen-Fuchs 结节。晚期色素细胞脱失形成晚霞样眼底。

(二)临床表现

1.刺激眼的临床表现

眼球穿通伤后未能迅速恢复正常,而持续有慢性炎症并有刺激症状,逐渐加重,出现羊脂 KP、房水混浊、虹膜发暗有结节,这时详细检查健眼,往往有炎症表现。

2.交感眼的临床表现

最初自觉症状轻,往往先出现调节近点延长,晶状体后间隙出现炎症反应。炎症明显时才有轻度睫状充血、细小 KP 和房水混浊。随着病情的进展出现成形性虹膜睫状体炎。炎症状加重,虹膜变厚、色暗、纹理不清,可见羊脂状 KP 和虹膜结节,虹膜后粘连,病情发展可发生各种严重并发症。有时病变先由后部开始,眼底周边部有黄白点,如同玻璃疣样改变,相当于 Dalen-Fuchs 结节的病变,并有色素紊乱或先出现视盘充血水肿及视神经炎。有时视网膜下水肿,尤其黄斑部,严重者可引起视网膜脱离,炎症向前发展,可发生严重的虹膜睫状体炎。

少数病例发生全身症状,如白发、白眉、白癜风以及脑膜刺激症状和听力障碍。

(三)诊断与鉴别诊断

1.诊断

(1)临床诊断:有眼球穿通伤或内眼手术史及双眼炎症反应。

(2)病理诊断:把完全失明眼球摘除不仅可预防交感性眼炎的发生,还可做病理组织学检查,以便进一步确诊。

2.鉴别诊断

(1)交感性刺激:为一眼有外伤,另眼有刺激症状如畏光、流泪、眼睑痉挛等。排除原发刺激,交感刺激即消失。

(2)晶状体性葡萄膜炎:双眼白内障,一眼手术后另眼发生炎症反应,其鉴别是手术眼无炎症。

(3)与 VKH 临床症状相似,但无眼外伤史。

(四)治疗

1.眼外伤处理

眼外伤后应积极治疗,使其早日治愈。如视力已完全丧失应早期摘除。如已发生交感性眼炎,对无视力的刺激眼也应摘除。如尚有恢复视力的可能应积极抢救双眼。

2.交感性眼炎的治疗

按一般葡萄膜炎治疗和应用广谱抗生素。全身应用大量激素,每早口服泼尼松 60～100 mg,根据病情逐渐减药改为隔天给药法。炎症消退后应继续用维持量数月。激素治疗无效或不能继续应用者可用免疫抑制剂,如环磷酰胺或瘤可宁等。近年来有人报道应用 Cyclosporin A,效果较好。

四、中间葡萄膜炎

中间葡萄膜炎又称周边葡萄膜炎或平坦炎。主要侵犯睫状体的平坦部和眼底周边,常伴有视网膜血管炎,可引起各种并发症,严重影响视力,为比较常见的慢性葡萄膜炎。在我国占特殊类型葡萄膜炎的第三位,在美国加州占第一位。

(一)病因和发病机制

原因不明。可能与免疫因素有关,如本病患者对链球菌和常见的病毒有超敏反应。本病可伴发于多发硬化症患者,抗神经节糖苷抗体增加,并发现本病患者 60%以上循环免疫复合物增加,其程度与疾病活动一致。因此,认为睫状体与肾小球一样容易发生免疫复合物疾病。

炎症主要在睫状体和血管周围,表现为视网膜静脉炎、静脉周围炎和玻璃体底部有纤维胶质增生。视网膜静脉、毛细血管和小动脉功能不良也可解释本病常发生视网膜水肿和视盘水肿。

(二)临床表现

多为双眼,不分性别,好发于青壮年。早期症状轻,多主诉眼前有黑点,有时眼球酸痛,视力疲劳。视力减退是由于玻璃体混浊、黄斑水肿以及并发性白内障。

1.眼部表现

(1)眼前部改变:一般球结膜不充血,无 KP 或少量中、小 KP,也可有羊脂状KP,仅有少许浮游物,闪光弱阳性,但晶状体后间隙闪光和浮游物明显。前房角有胶样灰色、灰黄色渗出,有时前节正常,也可见这种改变,因此,容易发生虹膜前粘连。虹膜一般没有改变,但常有并发性白内障。

(2)眼底改变:视网膜周边部有两种渗出:一为弥漫型较多见,早期锯齿缘附近有小渗出,以后可见于平坦部和眼底周边部,这种软性小渗出瘢痕化以后形成有色素的小病灶;另一种为局限性病灶,为大片渗出,多在眼底下方形成雪堤状,常有新生血管,并伴有周边部视网膜血管炎和静脉周围炎、静脉迂曲扩张或变细或伴白线;严重者病变由周边部向后极部扩展,引起进行性血管闭锁,并常有黄斑部和视盘水肿,玻璃体明显混浊,活动期呈尘埃状,晚期形成索条状或膜状,在玻璃体前周边部明显,呈雪球状者多位于下方周边部的视网膜前。

2.临床类型

(1)根据炎症表现分为弥漫性和局限性,前者为最多见,预后良好。

(2)根据炎症程度分为三种。①轻型:无 KP,轻度或无房水闪光和细胞,晶状体后间隙和前玻璃体有少许浮游物。②中度型:往往无 KP,房水闪光阳性,少许浮游细胞,晶状体后间隙和前玻璃体有明显浮游物,眼底后极中等度水肿,平坦部下方有渗出物。③严重型:有少量或中度灰白色 KP 或少量羊脂状 KP,轻度或中等度房水闪光和浮游物,周边部血管改变,并可有局限性雪堤状渗出。

(3)根据临床最后过程有五种改变:①良性型,预后良好,数月后周边部渗出消失,仅遗留少许小萎缩斑或少许虹膜前粘连。②继发性脉络膜和(或)视网膜脱离型,由于渗出引起周边部脉络膜脱离或伴有视网膜脱离,皮质激素治疗有效,炎症消退视网膜复位。③睫状膜形成型,为恶性进行性病变。在锯齿缘有大量灰黄色渗出,数月后在渗出膜内有来自睫状体的新生血管,逐渐进展,侵入晶状体赤道部及其后部形成睫状膜,牵引视网膜脱离或引起晶状体虹膜隔前移,使房角关闭而引起继发性青光眼。④视网膜血管进行性闭锁型,视网膜血管炎由周边部开始向视盘进展,静脉周围鞘非常致密以致看不见血柱。晚期小动脉闭塞,出现视神经萎缩,视力逐渐丧失。⑤慢性迁延型,周边部病灶此起彼伏,长期不愈,玻璃体形成大量机化膜,最后引起严重并发症,高度影响视力,甚至失明。

(三)诊断与鉴别诊断

1.诊断

患者常主诉眼前有黑点,前节炎症轻,但晶状体后间隙和前玻璃体混浊明显。三面镜检查可见周边部和平坦部病变。

2.鉴别诊断

(1)前葡萄膜炎:自觉症状和前部炎症明显。

(2)Kirisawa 型葡萄膜炎:周边部也可有大片渗出,但发病急,玻璃体混浊明显。

(3)结节病:也可表现为慢性中间葡萄膜炎伴有视网膜血管炎,但有全身特殊改变。

(4)Behcet病:早期表现周边部视网膜血管炎和玻璃体混浊,但常有特殊的黏膜、皮肤改变。

(四)治疗

大部分病例是良性过程,不需要特殊治疗。病情稍重或黄斑水肿者可每周或隔周球旁注射泼尼松龙,少数严重病例可隔天口服泼尼松,但不宜长期应用。对皮质激素治疗无效者可考虑用免疫抑制剂,也可进行光凝或冷凝疗法。

五、伴有关节炎的葡萄膜炎

多年来认为前葡萄膜炎与风湿病性关节炎和结缔组织病有关。目前已明确二者不是因果关系,而是同一性质疾病均与免疫有关。发生葡萄膜炎的关节炎主要有以下几种。

(一)临床表现

1.强直性脊柱炎(ankylosing spondilitis,AS)

强直性脊柱炎是慢性进行性关节炎,主要侵犯骶髂关节和脊柱。25%患者可发生前葡萄膜炎,男性多于女性,青壮年发病。关节炎多发生于眼病以前。有家族史,伴有前葡萄膜炎的 AS 患者中 90%HLA-B$_{27}$为阳性,HLD-DR4 阳性率也高。

临床上 50%患者无症状。主要症状有腰背疼,特别是早晨起床后腰背有强直感,重者腰椎前后运动受限,常引起脊柱变形。眼部常表现为复发性非肉芽肿性前葡萄膜炎,严重者有纤维素性渗出和前房积脓。虽然 3～6 周炎症消退,但反复发作可引起虹膜后粘连、继发性青光眼和并发性白内障等。

2.青年类风湿性关节炎(juvenilerheumatoid arthritis,JRA)

青年类风湿性关节炎是儿童慢性进行性疾病,多发生于 16 岁以下,最多见于 2～4 岁,一般病程为5～6 年,20%～40%患儿抗核抗体(ANA)是阳性。近年来发现本病患者 HLA-DR5 阳性高。其中全身表现有 3 种类型。

(1)急性毒性型(Still 病):20%患者在发病前有高热,并伴有淋巴结和肝脾大。发病时轻微关节痛。此型很少发生前葡萄膜炎。

(2)多关节型:全身所见不多,多关节受累,以膝关节多见,腕关节和踝关节次之。此型 7%～14%可发生前葡萄膜炎。

(3)单关节或少关节型:常累及膝关节,其次是髋关节和足跟。此型78%~91%发生前葡萄膜炎,女孩比男孩多4倍。眼病主要有两型:一种为慢性非肉芽肿性前葡萄膜炎,多见于女孩伴有少关节型关节炎。刺激症状轻,眼不红不痛,常发生角膜带状混浊和并发性白内障。由于视力减退,才发现有眼病。另一种是急性非肉芽肿性前葡萄膜炎,多见于男孩,伴多关节型葡萄膜炎,某些患者HLA-B_{27}阳性。

3.Reiter 综合征

本征包括非特异性尿道炎、多发性关节炎和急性结膜炎,并可发生前葡萄膜炎。HLA-B_{27}阳性率也高。一般先出现尿道炎,然后出现关节炎和眼病。尿道炎为黏液性或黏液脓性无菌性脓尿和血尿。关节炎多侵犯大关节。结膜炎有黏液脓性分泌物,结膜充血,乳头增生,可持续2~6周。8%~40%可发生前葡萄膜炎,为双眼非肉芽肿性炎症,严重者有大量纤维素性渗出和前房积脓。

4.类风湿性关节炎(rheumatoid arthritis,RA)

类风湿性关节炎为最多见的慢性病。在患者血液和滑膜液内可发现抗 IgG 和 IgM 抗体,称为类风湿因子(rheumatoid factor,RF),本病患者常伴有细胞免疫缺陷。本病女性发病高于男性,很少发生于儿童。全身症状有发热、体重减少等。多关节受累,多是对称性。首先侵犯末梢关节,特别是指骨小关节,最后骨关节变形。常引起风湿性心脏病。本病可侵犯结膜、角膜、巩膜、房水排出管以及葡萄膜炎。葡萄膜炎比巩膜炎少见,多表现为非肉芽肿性前葡萄膜炎。

5.牛皮癣性关节炎

牛皮癣性关节炎是慢性复发性皮肤病,在病变部位表现带有银灰色鳞屑的丘疹性病变。本病可伴有关节炎和前葡萄膜炎。在牛皮癣患者中很少有前葡萄膜炎,但伴有关节炎的牛皮癣患者发生前葡萄膜炎,表现为轻度或严重的急性炎症,并常伴有角膜缘内的周边角膜浸润和结膜炎。

6.炎症性肠道性疾病

包括溃疡性结肠炎和回肠结肠炎,两者都可发生关节炎和葡萄膜炎,往往伴有 HLA-B_{27}阳性。都有胃肠道症状。

(1)溃疡性结肠炎:为非特异性反复发作性肠炎,女性多于男性,20%以上患者有关节炎,为游走性单关节炎,也可发生骶髂关节炎和强直性脊柱炎。起病急、发热,每天排脓血便 10 余次。0.5%~12%发生双侧非肉芽肿性前葡萄膜炎,反复发作,伴有骶髂关节炎者更易发生前葡萄膜炎,伴有肠道症状和关节炎者多为慢性过程,反复再犯。

（2）肉芽肿性回肠结肠炎（granulomatous ileocelitis，Crohn 病）：本病是多灶性非干酪化的肉芽肿性慢性复发性肠炎。急性发作者颇似急性阑尾炎的腹痛；慢性者有腹痛、腹泻、逐渐肠栓塞症状。也可发生关节炎，多为强直性脊柱炎。大约 5％有各种眼病，结膜炎、前葡萄膜炎最为多见，多为非肉芽肿性前葡萄膜炎，有急性和慢性过程。肠道疾病发作时前葡萄膜炎加重，也可发生脉络膜炎、视神经视网膜炎和视网膜血管炎。

（二）诊断与鉴别诊断

根据临床表现，并结合化验检查如血沉、抗"O"RF、ANA、CRP 和 X 线检查，特别注意膝关节和骶髂关节和四肢关节。因为关节炎往往先于葡萄膜炎，为了早期发现眼病，对关节炎患者特别是 JRA 应追踪观察，多发性关节炎应半年进行一次眼部检查；少关节炎患者发生葡萄膜炎的危险性更大，应 3 个月检查一次，并应随访 7 年以上。

（三）治疗

按前葡萄膜炎治疗，充分活动瞳孔，防止虹膜后粘连。儿童不宜长期用阿托品，以防睫状肌麻痹而引起弱视。儿童慎用或不用阿司匹林，以防引起不良反应。一般可服用布洛芬并可请有关科室会诊，协助治疗。

六、Vogt-小柳-原田病

本病为双眼弥漫性渗出性葡萄膜炎，伴有毛发、皮肤改变和脑膜刺激症状，因而又称为葡萄膜-脑膜炎。最初是 Vogt（1905）和 Koyanagi（小柳，1914）先后报道，以前节炎症为主称 Vogt-Koyanagi 病（VK）。之后 Harada（原田，1929）报道类似的眼病，是以后节炎症为主，往往发生视网膜脱离，称为 Harada 病。二者总称为 Vogt-Koyanagi-Harada 综合征（VKH）或小柳-原田病。

（一）病因和发病机制

本病原因不明。根据临床急性发病，多伴有流感样症状，可能与病毒感染有关，但病毒培养为阴性。现认为本病是自身免疫性疾病，患者对眼组织抗原有细胞免疫和体液免疫反应，并发现患者血液内存在抗 S-抗原抗体和抗神经节糖苷抗体。近年来强调色素细胞的重要性，它既是抗原又是靶细胞，又发现本病患者 $HLA-B_{W54}$ 和 HLA-DR_1、DR_2 比正常组高。因此，本病发病机制有各种因素，可能先有致病因子（病毒）作用于易感患者，引起非特异性前驱期症状；另一方面致病因子引起色素细胞抗原性改变，而发生自身免疫反应，出现全身性色素细胞受损害的各种表现。本病主要病变在葡萄膜和 RPE,伴有色素细胞的破坏。病理改变为慢性弥漫性肉芽肿性炎症。最后脉络膜纤维化,大中血管层血管数减少,RPE 色素广泛脱失、形成晚霞样眼底改变。

(二)临床表现

本病好发于青壮年,以 20～40 岁为多,男女无差别,多双眼发病。临床分为三期。

1.前驱期

突然发病,多有感冒症状:头痛、头晕、耳鸣。严重者有脑膜刺激症状,脑脊液淋巴细胞和蛋白增加,因而易误诊为颅内疾病。头痛是本期的主要症状(58%～95%),也是早期诊断的指标。

2.眼病期

前驱症状后 3～5 天出现眼症状,几乎双眼同时急性发病,视力高度减退。

(1)Vogt-Koyanagi(VK)病:以渗出性肉芽肿性虹膜睫状体炎为主,也伴有弥漫性脉络膜视网膜炎。前节炎症迅速发展,有大量渗出遮盖瞳孔区和虹膜后粘连,眼底看不清,视力高度减退,未及时治疗可引起各种并发症,如瞳孔锁闭、膜闭和继发性青光眼。

(2)Harada 病:双眼视力突然减退,前节炎症轻,但眼底改变明显,起病时视盘充血,其周围和黄斑部明显水肿,易误诊为视神经炎或中心性浆液性视网膜病变,逐渐全眼底水肿发灰,并表现为多灶性病变,相互融合形成局限性视网膜脱离,进而引起视网膜下方大片脱离。

3.恢复期

眼部炎症逐渐消退,前节炎症易遗留虹膜后粘连;视网膜下液吸收,视网膜复位。眼底色素脱失,形成所谓晚霞样眼底,并有散在大小不等色素斑和色素脱失斑,视盘周围往往有灰白色萎缩晕。

本病轻重程度不等,轻者为一过性炎症,虽有视网膜脱离,但无明显"晚霞样"眼病,称为顿挫型;严重者炎症持续存在半年以上,称为迁延型,往往是由于治疗不当,例如皮质激素治疗开始晚或量不足或中途停药以致长期不愈,表现为肉芽肿性炎症,反复发作,发生严重并发症,甚至失明。脱发、白发和白癜风多发生在眼病开始后数周到数月,一般 5～6 个月恢复。

(三)诊断与鉴别诊断

1.诊断

初期自觉症状有头痛、头晕、耳鸣,临床上表现为双眼弥漫性葡萄膜炎,前节发展为肉芽肿性炎症;后部视盘、黄斑部水肿,多发性视网膜脱离斑,以及晚期的"晚霞样"眼底,并伴有毛发、皮肤等改变,常可作出诊断。

2.鉴别诊断

(1)视神经炎或中心性浆液性视网膜脉络膜病变:晶状体后间隙检查可早期发现葡萄膜炎。

(2)急性后极部多发性鳞状色素上皮病变(acute posterior multifocal pigment epitheliopathy,APMPPE):在后极部也有斑状病变,但早期荧光眼底血管造影两者有明显不同,而且 VKH 很快就出现葡萄膜炎的体征。

(四)治疗

本病自从应用皮质激素治疗以来,视力预后有很大改进。除局部应用以外,应早期全身给药,用量要足,早期用大量皮质激素时要快减,以后慢减,一个月内避免急剧减药,最后用维持量要长,不少于 3～6 个月。因长期用药应当用中效的泼尼松,一般每天 80～100 mg,每早 7～8 时一次顿服。根据病情减药后要改为隔天服药法。在减药过程中如有复发可加局部用药。病情严重者或皮质激素治疗开始的晚,用药时间要长,甚至需用药约一年以上,其他治疗同一般葡萄膜炎。

七、Behcet 病

本病为慢性多系统损害的疾病,Behcet(1937)首先提出本病的四大特点,即复发性口腔溃疡、阴部溃疡、皮肤改变和葡萄膜炎。葡萄膜炎反复发作可导致多数患者失明。

(一)病因和发病机制

本病的原因不明。中东和日本多发,在我国占特殊性葡萄膜炎的第四位。因患者有多种自身抗体,推想可能是一种自身免疫性疾病。主要病理改变是闭塞性血管炎,现已证明是由免疫复合物 Arthus 反应所致。其他如纤维蛋白溶解系统功能低下高凝状态,中性白细胞的功能异常,活性氧亢进,中毒因素以及遗传因素(HLA-B5、HLA-B51、HLKA-DR5 检出率高)都可能与之有关。

(二)临床表现

1.全身表现

常有早期前驱症状,如低热、食欲缺乏、反复咽喉炎等。逐渐出现以下改变。

(1)口腔溃疡:最多见,常侵犯口唇、齿龈、舌和颊部黏膜。初起发红,轻度隆起 1～2 天后形成灰白色溃疡,2～12 mm,7～10 天消失,不遗留瘢痕。

(2)外阴部溃疡:男性比女性多发。

(3)皮肤改变:常见者有结节性红斑、皮疹、毛囊炎,以及皮肤针刺反应。

(4)血管炎:大、中、小血管都被侵犯,特别是静脉,浅层血栓性静脉炎最为多见。

(5)关节炎:为多发性关节炎,多侵犯下肢。

(6)消化道症状:严重者出现胃黏膜溃疡。

(7)神经精神症状:可出现中枢神经和脑膜刺激症状,有时有记忆力减退和性格改变等。

2.眼部表现

本病 70%～80%发生葡萄膜炎,男性多于女性,20～40 岁发病较多。双眼反复发作平均间隔 1～2 个月,短者一周,长者 2 年,病程较长,可达 10～20 年,多致失明。眼病有三种类型。

(1)前葡萄膜炎:仅前节炎症,多次反复,表现为急性渗出性虹膜睫状体炎,有较多细小 KP,往往出现前房积脓,其特点是出现的快,消失也快。反复发作且发生各种并发症。

(2)玻璃体炎型:是以玻璃体混浊为主的反复性炎症。此型以睫状体炎为主,并可见视网膜静脉扩张、视网膜水肿,但无出血和渗出。

(3)眼底病型:为严重类型,大多数病例前后节都有炎症和玻璃体混浊。病变过程如下。

早期改变:以视网膜血管炎为主,静脉扩张,在其附近往往有毛刷样出血;动脉变细,有的血管闭塞成白线;小静脉、毛细血管的通透性增强而引起后极部视网膜弥漫性水肿混浊。甚至仅有轻度前节炎症也有视网膜血管炎。

晚期改变:可发生视网膜血管分支阻塞,视网膜有大片出血和渗出,甚至发生新生血管伸向玻璃体而引起玻璃体出血。小动脉闭塞性血管炎引起缺血性病变,导致视网膜浅层坏死,呈灰白色的视网膜栓塞。疾病反复发作,视网膜脉络膜变性,发生持续性水肿混浊;黄斑部水肿囊样变性常发生板层裂孔。由于血管周围继发性纤维增生也可引起视网膜脱离。视神经乳头充血,边界不清,当视网膜血液供给进行性丧失,视网膜神经纤维层萎缩可导致视盘萎缩,色变浅;或者视盘血管闭塞缺血而发生急剧性视力丧失,最后发生视神经萎缩。

(三)诊断与鉴别诊断

1.诊断

根据主要和次要改变分为两型。主要改变为反复性口腔溃疡、阴部溃疡、皮肤病和葡萄膜炎。次要改变有关节炎、胃肠道疾病、附睾炎、血管炎及神经系统疾病。在疾病过程中四种主要改变都出现称为完全型;不完全型是指疾病过程中有三个主要改变,或典型眼部改变如前房积脓或典型视网膜血管炎,再加一种主要改变如反复性口腔溃疡。不能诊为不完全型者称为可疑型。皮肤针刺反应很有诊断价值。

2.鉴别诊断

(1)伴有视网膜血管炎的葡萄膜炎:如结节病性葡萄膜炎多为视网膜静脉周围炎,有其特殊的全身改变,但无黏膜和皮肤改变。又如多发性出血性视网膜血管炎,表现为轻度前葡萄膜炎,双眼发病,为多发性视网膜血管炎,视网膜毛细血管无灌注,玻璃体炎,原因不明,皮质激素治疗有效(Blumenkranz,1988)。

(2)伴有前房积脓性前葡萄膜炎:如强直性脊柱炎、Reiter病,虽有关节炎和前房积脓,但后节正常,也无黏膜和皮肤改变。

(四)治疗

同一般葡萄膜炎,注意散瞳。前节炎症可局部点眼或结膜下注射皮质激素;后节炎症在发作时可球旁注射,以缓解急性炎症。本病不宜全身应用皮质激素。主要用免疫抑制剂如瘤可宁或环磷酰胺。一般先用秋水仙碱,每次 0.5 mg 每天 2 次,不良反应少。如果无效,首选瘤可宁,这是治疗本病最有效毒性最小的免疫抑制剂,每天 0.1～0.2 mg/kg,根据病情逐渐减量至每天 2 mg,用药约 1 年。严重病例各种药物治疗无效者可口服环孢霉素 A,每天 3～5 mg/kg,分 2 次服用,因对肝肾不良反应大应慎用。以上药物都有不良反应,用药前要说明可能发生的不良反应并取得患者或家属同意而且无全身禁忌证者方可用药。治疗过程中应每周检查白细胞和血小板。用环孢霉素 A 要检查肝肾功能及血清蛋白电泳。其他药物有血管扩张剂、抗凝剂、消炎痛及维生素 C、维生素 E 等。中药以清热解毒凉血祛瘀为主。

第五章

视网膜疾病

第一节　视网膜动脉阻塞

视网膜动脉阻塞可导致受累血管供应区视网膜视功能严重损害。虽然视网膜动脉阻塞发生率低,但视功能损害严重,同时提示患者可能患有危及生命的全身性疾病,需进一步治疗。视网膜中央动脉阻塞的平均发病年龄为 60 岁,但动脉阻塞可发生于任何年龄。男性稍多于女性,无种族差异。视网膜动脉阻塞的发病机制复杂,最常见的病因为栓子、血栓形成、血管炎和血管痉挛。

一、视网膜中央动脉阻塞

视网膜中央动脉阻塞(central retinal artery occlusions,CRAO)是眼科急诊疾病之一,临床表现为无痛性单眼视力严重下降。发病起始,90%的患眼视力低于 0.05。该病视力下降严重,预后差,临床上需尽早抢救治疗,并注意患者的全身状况。

(一)病因与发病机制

发病率约为万分之一,多见于中老年人,也可见于儿童。平均发病年龄为60 岁,男性比女性多见。双眼发病率占 1%~2%。当双眼同时发病时,要考虑到其他疾病,如心血管疾病、巨细胞动脉炎和其他血管炎性疾病。

CRAO 的主要病因有栓子、腔内血栓、动脉粥样硬化斑下的出血、血管炎、血管痉挛、动脉瘤、循环障碍和高血压动脉病变。CRAO 的病因与相关全身病变密切相关。CRAO 患者中,2/3 有高血压病史,1/4 的患者有糖尿病病史。

1.血栓形成

高血压(动脉粥样硬化斑形成)、颈动脉粥样硬化、心血管疾病(风湿、二尖瓣脱垂等)、左心室肥大、心脏黏液病、心肌梗死后血栓形成、静脉内药物滥用、脂质栓子(胰腺炎)、医学检查与治疗(头颈部皮质类固醇注射、球后注射、血管照相术、淋巴造影术、子宫输卵管 X 线摄影术)、肿瘤等。眼动脉的分支通过泪腺动脉、额动脉、滑车上动脉和鼻背动脉广泛分布额面部,并与同侧和对侧额面部动脉有着丰富吻合支,在面部注射药物压力过高,导致逆行栓塞机制,可引起CRAO 和脑部动脉血管栓塞表现。

心源性视网膜栓子的多中心研究发现,心脏疾病与急性视网膜动脉阻塞密切相关。CRAO 患者中,约 50% 存在器质性心脏疾病,但这些患者中只有 10% 的病情严重到需要抗凝治疗或手术。

CRAO 患者中,45% 会存在同侧颈动脉粥样硬化斑或狭窄。很多多中心研究已表明,颈动脉内膜切除术对治疗明显的颈动脉狭窄具有较好的效果。

2.创伤(挤压、痉挛或直接的血管损害)

眶骨折修复手术、麻醉、穿通伤、鼻部手术、眼睑毛细血管瘤注射、药物或酒精性昏迷等。

3.凝血性疾病

镰状细胞贫血、高胱氨酸尿症、口服避孕药、血小板异常、妊娠、抗血栓形成素缺乏等。

4.眼部相关疾病

视盘玻璃疣、眼压升高、弓形体病、耳神经炎等。

5.胶质-血管性疾病

红斑狼疮、多发性动脉炎性结节、巨细胞动脉炎、韦格纳肉芽肿等。

6.血管炎

毛霉菌病、放射性视网膜病变、贝赫切特综合征(白塞病)。

7.其他相关疾病

心室造影术、偏头痛、低血压、舞蹈病等。

(二)临床表现

1.症状

发病前,部分患者会出现有短暂黑蒙(即无光感)发作的先兆症状或无任何先兆,突然发生无痛性视力急剧下降(几秒钟内),完全性表现为无光感,不完全性阻塞可残留部分视力,而有先天性睫状视网膜动脉患者,中心视力可保持正常。

2.体征

急性 CRAO 患者的眼前段正常。如果同时伴有眼前段虹膜新生血管,则要考虑是否同时存在颈动脉阻塞。颈动脉阻塞可导致虹膜新生血管,从而引起眼压升高。如果眼压超过视网膜中央动脉的灌注压,则很容易发生视网膜动脉阻塞。

CRAO 发生后的几秒钟,就可出现患眼瞳孔中度散大和相对性瞳孔传入阻滞的体征(直接光反射迟钝或消失,间接光反射灵敏)。在阻塞的早期阶段(2 小时内),眼底看起来是正常的,但相对性瞳孔传入阻滞检查表现为阳性,如果阻塞是一过性或阻塞已自发消除,也可表现阴性。

全视网膜灰白水肿,但以后极部明显,呈弥漫性乳白色,黄斑呈现樱桃红点,是诊断 CRAO 的重要临床体征。视网膜内层的缺血坏死使视网膜呈现乳白色水肿混浊,黄斑区的视网膜菲薄,很容易透见到视网膜的色素上皮层和脉络膜,因此显示樱桃红点(紫红色)。最初视盘可正常或边界不清,最终表现为视盘苍白。视网膜的混浊水肿需要 4~6 周才能消失,视网膜血管狭窄和视盘受损区的神经纤维层萎缩缺失。

视网膜动脉血管变细,血管颜色发暗。不完全阻塞的病例可见到节段性红细胞血柱缓慢移动。有睫状视网膜动脉的患者,由于该动脉起自睫状后短动脉,在发生 CRAO 时,该动脉供应血流正常。在大片灰白色视网膜水肿衬托下,视盘颞侧保留一舌状正常视网膜颜色区域。

CRAO 中 20%~40% 的患眼可在视网膜动脉中看到栓子。最常见的是黄色闪光的胆固醇栓子。这种栓子主要来自颈动脉的动脉粥样硬化斑块。除此之外,还可能来自于主动脉弓、眼动脉,甚至是视网膜中央动脉。胆固醇栓子通常很小,常不会完全阻塞视网膜动脉,因此常无临床表现。还有一种少见的栓子是来自额部皮下注射泼尼松引起 CRAO。

在有些患眼中,会观察到视盘上的视网膜中央动脉中有不闪光的大栓子,周围视网膜动脉中有很多小的胆固醇栓子。虽然大小栓子在检眼镜下看起来有差异,但其实它们来源一致,只是大栓子周围聚集了大量的纤维蛋白-血小板组织。钙化栓子较胆固醇栓子少见,通常体积较大,阻塞程度更严重,一般来源于心脏瓣膜。视网膜动脉可见栓子的出现率与死亡率相关。可见栓子的病例死亡率为56%,而无栓子的病例死亡率为 27%。与眼缺血综合征相似,其主要死亡病因为心脏疾病。但急性视网膜动脉阻塞中,发现栓子,并不提示颈动脉具有病理性狭窄或心脏病需要抗凝治疗或手术,需看心血管专科。

约 20% 的急性视网膜动脉阻塞会发展出现虹膜红变。视网膜中央静脉阻塞时,虹膜新生血管平均出现于阻塞后的 5 个月;而 CRAO 时,虹膜新生血管平均出现于阻塞后的 4~5 周,最早为 1 周,最晚为 15 周。阻塞严重且阻塞时间长的患眼更容易发生虹膜红变。如果阻塞在发病的最初几天得到解决,则很少发生虹膜红变。虹膜红变患眼 65% 可通过全视网膜光凝进行治疗。2%~3% 的 CRAO 患眼可发展出现视盘新生血管。与出现虹膜新生血管相似,假如在急性阻塞时同时出现视盘新生血管,要高度怀疑是否存在潜在的颈动脉阻塞。

3.辅助检查

(1)荧光素眼底血管造影(FFA):可表现为视网膜动脉充盈迟缓或可见动脉充盈的前锋(最具特异性的表现)。但最常见的特征为视网膜动静脉期延长(从视网膜动脉出现荧光素到相应静脉完全充盈的时间)。有时会出现视盘晚期染色,但很少看到视网膜血管壁染色。视网膜动脉完全无充盈极少出现(小于 2%)。

正常眼的脉络膜在视网膜动脉充盈前 1~2 秒开始充盈,5 秒钟即可完成全部充盈。CRAO 患眼的脉络血管床通常可正常充盈,只有 10% 的病例会出现 5 秒以上的充盈延迟。CRAO 患眼检查时,如脉络膜充盈明显延迟,应考虑眼动脉阻塞或颈动脉阻塞的可能性。

视网膜循环在发生急性 CRAO 后,有明显的重建循环倾向。因此,虽然动脉狭窄和视力损害将持续存在,但 FFA 检查可在一定的时间恢复正常。

(2)相干光断层成像仪(OCT):在 CRAO 的急性期,后极部视网膜神经上皮层水肿增厚,内核层以内各层结构不清,外丛状层以内反射增强,内核层反射性减弱,呈一低反射带;光感受器外节不完整,RPE 层正常。在 CRAO 的萎缩期,后极部视网膜神经上皮层均明显变薄且反射性减弱,外界膜以外各层可表现正常。

(3)眼电生理检查:CRAO 发生时,因内层视网膜缺血,视网膜电图(ERG)表现为 b 波波幅下降(b 波对应 Müller 和(或)双极细胞的功能),对应光感受器功能的波通常不受影响。但也有某些患眼视力下降而 ERG 检查正常,可能与视网膜血流重建有关。

(4)视野检查:CRAO 患眼视野,通常残留颞侧视岛,可能因为脉络膜营养其相应的鼻侧视网膜。在拥有睫状视网膜动脉的患眼,会保留小范围的中心视力。根据阻塞的程度和范围不同,周边视野也会有不同程度的保留。

（三）诊断

突然发生或多次短暂发作黑蒙后单侧无痛性视力急剧下降,患眼相对性瞳孔传入阻滞阳性。视网膜动脉变细或有节段性血柱缓慢移动、视网膜苍白水肿和黄斑樱桃红点外观,可确诊 CRAO。辅助检查有助于早期确诊。还应积极寻找发生 CRAO 的原因,做出病因诊断。

（四）治疗

动物实验表明,CRAO 90～100 分钟后,视网膜就会造成不可逆的损害。但事实上,在临床上视网膜中央动脉很少发生完全性阻塞。另外,动物模型制作时,是在视网膜中央动脉进入视神经处造成阻塞,而临床上患者发生 CRAO 时不一定都在该部位发生阻塞。临床上,视网膜动脉阻塞发生后的 3 天内一般都会有视力的恢复。因此,推荐 CRAO 视力损害后的 24 小时内都要给予积极的眼部治疗。

1.按摩眼球

可以应用 Goldmann 接触镜或通过手指按摩完成,持续压迫眼球 10～15 秒,然后突然放松,这样不断重复。虽然眼球按摩很难冲走阻塞的栓子,但眼球按摩可扩张视网膜动脉,提高视网膜血流灌注量。眼内压突然升高后又突然下降可以增加 86% 的血流量。

2.吸氧

持续低流量吸入 95% 氧和 5% 二氧化碳混合气体。虽然高浓度氧可使视网膜动脉收缩,但 CRAO 患者吸入 95% 氧后,氧可通过脉络膜扩散在视网膜表面维持正常的氧压力。另外,二氧化碳可使血管舒张,也可提高视网膜的血流量。

3.前房穿刺放液术

也曾在临床应用,原理与眼球按摩相似。但因为有创伤性,且临床效果有限,现在很少应用。

4.溶栓治疗

疗效有争议,且要注意该治疗的全身并发症,以防脑血管意外。眶上动脉注射溶纤维蛋白剂治疗 CRAO 也有报道,但未见更多的临床应用报告。

5.其他治疗

球后注射或全身应用血管扩张剂,但球后注射存在球后出血的风险,球后血肿可使视网膜动脉的血流进一步减少。舌下应用硝酸甘油(强效血管扩张剂)有时可使视网膜血流恢复正常。全身抗凝剂一般不应用于 CRAO 的治疗。

（五）治疗效果

发病初期，患眼的视力 90% 为指数和光感。如眼底可见栓子，则患眼视力普遍较差。CRAO 患眼中，约 25% 患眼会存在睫状视网膜动脉供应黄斑区，其中 80% 患眼在两周后视力可提高至 0.4 以上；即使发病时只有中心视岛的可见视野，但治疗后其周边视野可以明显恢复。

CRAO 患眼的最终视力通常为指数。但是对于存在睫状视网膜血管供应黄斑的患眼，视力可提高至 1.0。受累视网膜对应的视野永久性缺损。CRAO 发生后期，眼底改变包括视神经萎缩、视网膜动静脉变细和视网膜变薄。

二、视网膜分支动脉阻塞

视网膜分支动脉阻塞（branch retinal article occlusion，BRAO）发生于视网膜的分支动脉，表现为阻塞血管供应区视野的无痛性缺损。与 CRAO 相比，范围较小，但同样对视网膜功能损害严重，也需急诊尽早治疗。

（一）病因与发病机制

在急性视网膜动脉阻塞病例中，CRAO 约占 57%，BRAO 约占 38%，睫状视网膜动脉阻塞约占 5%。BRAO 中，90% 以上为颞侧视网膜动脉阻塞。目前尚不清楚原因。

BRAO 的病因与 CRAO 相似。如果阻塞发生在动脉分叉点，一般都是栓子阻塞。

（二）临床表现

1. 症状

不累及黄斑患者，可感觉不到视力改变，或仅感到视力模糊或有固定黑影，累及黄斑者，可感到视力急性下降。

2. 体征

BRAO 表现为阻塞血管支配区域的视网膜变白（后极部最明显），而缺血区边缘处视网膜的白色更明显。推测与视神经纤维到达缺血区视网膜时轴浆流动受阻有关。30% 的患者可发现动脉栓子。

BRAO 后，病变区有时会出现新生血管，多见于糖尿病患者。也有极少数病例会出现虹膜新生血管。检查时，可见到视网膜动脉侧支循环的形成，这也是 BRAO 后的特征性改变。BRAO 后的数周或数月后眼底外观可恢复正常。

（三）诊断

临床上表现为单眼无痛性视力急剧下降。后极部阻塞血管分布区视网膜明显苍白。FFA可见受累血管充盈延迟,后期有时可见逆向充盈。

(四)治疗

BRAO的治疗与CRAO相同。BRAO的视力预后明显好于CRAO,因此,一般不采用具有创伤性的治疗手段,如前房穿刺,球后注射。

(五)治疗效果

BRAO发生时,因黄斑区仍有部分正常血供,因此视力通常相对较好。80%以上患眼的最终视力可达到0.5以上,但视野缺损会一直存在。视力预后与黄斑受累程度相关,波动于0.05~1.0之间,如果黄斑中心凹周围的视网膜全部变白,则视力预后差。

三、睫状视网膜动脉阻塞

睫状视网膜动脉阻塞是指睫状视网膜动脉阻塞引起的眼部损害。大约35%的眼和50%的人存在睫状视网膜动脉。

(一)病因与发病机制

睫状视网膜动脉来自睫状后短动脉,一般是与视网膜中央动脉分开,从视盘的颞侧进入视网膜。荧光造影检查中,约32%的眼底可见到睫状视网膜动脉,它与脉络膜循环同时充盈,比视网膜动脉充盈时间提前1~2秒。

(二)临床表现

1.症状

典型的临床表现为睫状视网膜血管分布对应区的旁中心暗点,经常不被患者察觉。

2.体征

睫状视网膜动脉阻塞时,表现为其血管支配区域的视网膜变白。一般为以下3种情况:①单纯睫状动脉阻塞;②睫状视网膜动脉阻塞合并视网膜中央静脉阻塞(CRVO);③睫状视网膜动脉阻塞合并前段缺血性视神经病变。

(1)单纯睫状动脉阻塞:一般视力预后良好。90%可恢复到0.5以上,其中60%可达到1.0。

(2)睫状视网膜动脉阻塞合并CRVO:约70%的患眼视力预后好于0.5,视力下降的主要原因可能与CRVO有关。CRVO的患者中约5%合并睫状视网膜动脉阻塞。目前病因尚不明确,推测可能因为睫状视网膜动脉的流体静力学压力与视网膜中央动脉相比,相对较低,当静脉血管系统压力升高时,睫状视网膜动脉容易发生血流淤积和血栓形成。睫状视网膜动脉阻塞合并 CRVO 时,静脉阻塞一般为非缺血型,因此很少发生虹膜红变和新生血管性青光眼。但是,如果此时 CRVO 为缺血型时,则很难发现同时存在的睫状视网膜动脉阻塞。

(3)睫状视网膜动脉阻塞合并前段缺血性视神经病变:睫状视网膜动脉阻塞合并前段缺血性视神经病变约占睫状视网膜动脉阻塞的 15%。因视神经受损,视力预后很差,一般在无光感到 0.05 之间。检查时,可见睫状视网膜动脉支配区视网膜变白,同时视盘充血水肿或苍白水肿。视盘苍白水肿提示病因为巨细胞动脉炎,视力预后比视盘充血水肿更差。

睫状视网膜动脉阻塞的病因与 CRAO 的病因相似。如合并前段缺血性视神经病变,则需注意是否存在巨细胞动脉炎。

(三)诊断

旁中心暗点,眼底检查可见睫状视网膜动脉供应区的视网膜变白。因阻塞后视网膜受累面积较小,相对性瞳孔传入障碍通常为阴性。

(四)治疗

同 BRVO。

(五)治疗效果

睫状视网膜动脉单独发生时,预后等同甚至好于 BRAO,90%患者视力可恢复到 0.5 以上。睫状视网膜动脉阻塞合并视网膜中央静脉阻塞时,其预后与视网膜中央静脉阻塞的并发症相关,如黄斑水肿、视网膜缺血和出血。

四、毛细血管前小动脉阻塞

视网膜毛细血管前小动脉阻塞表现为棉绒斑,临床中常见的棉绒斑为毛细血管前小动脉阻塞,不单独出现,常合并高血压视网膜病变、糖尿病视网膜病变、白血病等出现。

(一)病因与发病机制

视网膜前毛细血管小动脉急性阻塞可能与血管内皮受损、血栓形成、血管炎症或红细胞阻塞等有关。可见于高血压、糖尿病或放射性视网膜病变或红斑狼疮、白血病、妊娠高血压综合征等全身疾病。

(二)临床表现

1.症状

多无症状,常为其他眼底病变的一个表现,如高血压视网膜病变、糖尿病视网膜病变等。

2.体征

视网膜前小动脉阻塞,导致视网膜局部缺血,视网膜棉绒斑。FFA 表现为斑片状无灌注区,邻近毛细血管扩张,有的呈瘤样扩张,晚期荧光渗漏。前小动脉阻塞的部位和大小不同,视力表现也不同。数天或数周后,小动脉重新灌注,重建的毛细血管床迂曲。晚期受累的视网膜局部变薄,透明度增加,形成局限凹面反光区,表示此处视网膜曾有缺血改变。

(三)诊断和鉴别诊断

1.诊断

眼底可见局部水肿的棉绒斑,走行与视网膜神经纤维走行一致,边界不清。

2.鉴别诊断

需要与有髓神经纤维、硬性渗出等鉴别。有髓神经纤维多位于视盘旁,走行同神经纤维一致,但多数范围较棉绒斑大,有特征性的彗星尾样形态。硬性渗出为视网膜血浆成分,细胞间的水肿,边界清楚,与棉绒斑细胞内水肿不同。

(四)治疗

原则同 CRAO,要注意原发病的治疗。

五、眼动脉阻塞

眼动脉阻塞时,因视网膜循环和脉络膜循环同时被阻断,因此视功能损害非常严重。

(一)病因与发病机制

在颈内动脉阻塞的患者中发病率约为 5%,其发病机制主要为血管闭塞、血管栓塞、眼内压升高或全身低血压、动脉痉挛几方面导致视网膜动脉灌注不足而造成视功能的损害。

另外,由于眼动脉大多来自颈内动脉,少数来自颈外动脉的脑膜中动脉,鼻部有连接颈外和颈内动脉的筛前动脉、筛后动脉、滑车动脉、鼻背动脉,故鼻、眶部注药时,栓子都有逆行进入眼动脉的可能。

(二)临床表现

1.症状

眼动脉阻塞患者主要表现为单侧视力骤然无痛性丧失,视力波动于指数与无光感,无光感多见。部分患者感到眼球和眼眶疼痛以及同侧偏头痛,这种疼痛多是因为缺血,而非高眼压所致。其他少见症状还有结膜血管扩张、突眼等。

2.体征

由于眼内供血减少可以产生类似感染、毒素、免疫反应、外伤等炎症反应,角膜后沉着物和房水闪辉阳性,玻璃体轻度混浊。视盘水肿,视网膜动脉纤细如线,血管管腔内无血柱而呈银丝状,视网膜苍白水肿。由于脉络膜循环障碍,黄斑部呈黄色或樱桃红斑。眼压常比健眼低约 0.5 kPa(4 mmHg)。患眼相对性瞳孔传入阻滞明显。

但对于不完全阻塞的可疑患者,则需要做特殊检查以资鉴别诊断,这些检查方法有:①FFA 表现为脉络膜弱荧光,臂-脉络膜循环时间和臂-视网膜循环时间明显延长,动脉充盈延迟并可见动脉前锋,静脉回流迟缓与弱荧光;②ERG 见 a 波和 b 波平坦或消失;③经颅彩色多普勒可以测定颈、眼动脉狭窄处管腔的血流频谱低平、血流速度降低;④眼和眶部 MRI 扫描显示眼动脉供血的视神经鞘、眶脂肪、眼外肌的信号增强。

因视网膜内外层均无血液供应,故视网膜乳白色水肿比 CRAO 更严重。因此,视力损害也比 CRAO 严重,常为无光感。40%患者眼底无"樱桃红点"表现,原因为脉络膜与视网膜中央动脉血供同时受阻,脉络膜和视网膜色素上皮层也因缺血而混浊水肿。晚期可见后极部特别是黄斑区色素紊乱严重。

(三)诊断和鉴别诊断

患者出现单侧视力骤然无痛性丧失,降至指数或无光感。典型的眼底改变为视盘苍白水肿,视网膜血流可呈节段性流动,视网膜广泛变白,呈急性梗死状,无樱桃红点表现。FFA 显示无脉络膜背景充盈或脉络膜背景充盈明显延迟,视网膜血管充盈不足或明显延迟。

主要同 CRAO 相鉴别,眼动脉阻塞时,无黄斑樱桃红表现,ERG 的 a 波和 b 波同时消失,FFA 脉络膜背景荧光异常。而 CRAO 时,因脉络膜循环正常,可见黄斑樱桃红改变,a 波存在,FFA 背景荧光正常。

(四)治疗

对于眼动脉阻塞及 CRAO 的患者,要早期发现、早期检查、早期治疗,尽早恢复血循环,抢救患者的视功能。目前采取多种措施进行综合治疗,包括眼球按摩、扩张血管药物等,但收效甚微。

值得注意的是,近年来,随着头面部整形手术、注射胶原蛋白或曲安奈德等治疗的增多,眼动脉阻塞病例偶有发生。因此,眼部、鼻、眶部注药前,首先需排空注射器内空气,其次是注药时必须回抽无血才能注入,以保证患者安全。

(五)治疗效果

治疗后,视力仍然很少提高。眼动脉阻塞的后期眼底表现为视盘苍白,视网膜动静脉变细。因发病时,视网膜色素上皮和脉络膜毛细血管层明显缺血,因此,后期也可表现出视网膜色素上皮异常。

六、视网膜大动脉瘤

视网膜大动脉瘤(retinal arterial macroaneurysm,RAMA)是视网膜动脉管壁局限性纺锤状或梭形膨胀,产生不同程度的视网膜出血、渗出或玻璃体积血,常引起视力下降。

(一)病因与发病机制

RAMA是特发性获得性视网膜大动脉扩张,主要发生在视网膜动脉第2及第3分支、分岔点或动静脉交叉处。最常见颞上动脉分支,较少见睫状视网膜动脉或视盘动脉。RAMA的病理生理还没有完全被了解。假设之一是动脉硬化导致血管壁纤维化,结果减少了管壁的弹性,管内压力升高导致管壁局限扩张。另一假设是栓子栓塞(原已经存在血管巨大动脉瘤)或动脉内血栓形成导致机械损伤内皮细胞或外膜血管壁,使血管壁容易形成血管瘤。高血压是最常见的相关危险因素,慢性静脉血液淤滞和动脉硬化起一定作用,其他危险因素包括高血脂和全身血管性疾病(如结节性多动脉炎、结节病、糖尿病、类风湿关节炎和雷诺病)。

(二)临床表现

RAMA最常见60岁以上的老年人(平均57~71岁),也有报告发生在16岁的年轻人。女性多见,占71%~80%,多是单眼,但有10%是双眼发病,20%患者是沿着同一条血管或多条血管的多个动脉瘤。

1.症状

典型表现为突然无痛性视力下降,玻璃体腔内积血可引起黑影。很多患者也可无症状,只是在常规检查才发现,尤其是在RAMA没有累及黄斑的渗出、水肿或视网膜下出血时。

2.体征

眼球前段检查一般正常。RAMA多数位于颞侧视网膜动脉的第2和第3级处,没有并发症的动脉瘤呈橘红色囊样或梭形。有眼底出血表现为多层:视网膜前、内界膜下、视网膜内和视网膜下。玻璃体内见条状或团块状暗红色积血,位于大动脉瘤附近;内界膜下和视网膜内出血呈暗红色圆形,视网膜下出血形态不规则,视网膜血管走行其表面。大量黄白色脂质渗出物环绕动脉瘤周围,在10%的患者可见到动脉瘤搏动。不伴渗出的黄斑水肿很少见,在单纯黄斑区神经上皮脱离可不伴有渗出。

3.辅助检查

(1)FFA显示瘤样扩张的动脉立即充盈和渗漏荧光,如果有内界膜下和视网膜内出血遮挡,可在出血周围见到环形强荧光。受累及的动脉可显示变细和不规则,周围的毛细血管渗漏荧光。

(2)ICGA检查:因ICGA的激发光谱为红外光,能穿透致密出血,比FFA显示大动脉瘤更加清楚。造影早期动脉瘤就显示强荧光,晚期动脉瘤完全充盈呈圆形或椭圆形。

(3)OCT检查:最初病灶处的视网膜结构正常,后来黄斑发生变性,尤其是黄斑区视网膜外层;渗出引起广泛的视网膜水肿,以视网膜外层水肿最显著,还能显示黄斑区神经上皮脱离。

(三)诊断和鉴别诊断

1.诊断

老年患者,突然无痛性视力下降和眼前黑影,眼底见到多层出血,视网膜动脉一处和多处局限扩张伴动脉瘤周围大量黄白色渗漏,FFA和ICGA显示病变血管梭形扩张和渗漏,可确诊。

2.鉴别诊断

(1)外伤性多层出血:患者有外伤后视力下降病史,不难和RAMA鉴别。

(2)分支静脉阻塞:眼底的渗出和出血是以静脉阻塞处为顶端呈扇形,FFA显示是静脉异常阻塞,可与发生在动脉的大动脉瘤相鉴别。

(3)视网膜血管瘤病:大多发生在视网膜周边部,有较粗大的输入和输出滋养血管,容易区别。

(4)海绵状血管瘤:在眼底呈蔓状暗红色隆起,FFA早期充盈不良,中晚期充盈不均匀,呈雪片状,无荧光渗漏。

(5)动静脉畸形:可形成瘤样红色扩张,但FFA无荧光渗漏。

(6)糖尿病视网膜病变:双眼发病,严重程度相似,视网膜散在出血点、微动脉瘤;FFA显示广泛微动脉瘤、毛细血管闭塞和新生血管形成。容易和RAMA相鉴别。

(7)渗出性年龄相关性黄斑病变:出血常发生于黄斑区,扩张和渗漏的新生血管位于黄斑区内,与视网膜动脉无联系,OCT常显示玻璃膜疣,可与RAMA相鉴别。

(8)黄斑毛细血管扩张症:是双眼中心凹旁毛细血管扩张和渗漏。

(9)成人Coats病:是中心凹旁毛细血管粟粒样扩张伴大量黄白色渗出,与RAMA发生在视网膜动脉第2及第3级分支处不同。

(四)治疗

1.观察

因大多数动脉瘤能自行退化,能恢复良好视力,所以对该病能很安全地进行观察。

2.治疗全身疾病

应适当地治疗高血压和其他全身性危险因素。

3.激光治疗

激光适应证是慢性黄斑渗漏或水肿引起视力下降。用激光直接照射大动脉瘤可改善一些患者的视力,但也有研究认为直接光凝血管瘤并不能提高视力,还可引起BRAO。用激光治疗动脉瘤周围的区域也可改善某些黄斑水肿患者的视力。位于黄斑区视网膜前出血,如果出血尚未凝固,可用Nd:YAG激光在出血灶的下端切穿表面透明玻璃体膜或内界膜,让出血进入玻璃体腔,改善视力,但有损伤黄斑的风险。

4.玻璃体腔内注射抗血管内皮生长因子

玻璃体腔内注射贝伐珠单抗组与未注射组对比,平均观察>10个月,注射后早期黄斑区视网膜水肿明显减轻,但最终随访,注射组和对照组的最佳矫正视力和黄斑区视网膜厚度没有显著的不同。

5.玻璃体手术

严重的玻璃体腔积血观察一个月不吸收,做玻璃体切除手术清除。

第二节 视网膜静脉阻塞

视网膜静脉阻塞(retinal vein occlusion,RVO)是多种原因引起的视网膜静脉血流受阻的眼底病变,发病率仅次于糖尿病视网膜病变。因视网膜静脉回流受阻,眼底主要表现为视网膜静脉迂曲扩张、视网膜内出血、视网膜水肿和黄斑区水肿。根据阻塞部位的不同分为视网膜中央静脉阻塞和分支静脉阻塞。

一、视网膜中央静脉阻塞

视网膜中央静脉阻塞(central retinal vein occlusion,CRVO)是发生在视盘处视网膜静脉总干的阻塞。常为单眼发病,男女发病率相等。尽管也可发生在较年轻的年龄组,但90%患者发病年龄大于50岁。本病的病因,老年人与青壮年有很大差异,前者绝大多数继发于视网膜动脉硬化,后者则多为静脉本身的炎症。全身疾病如糖尿病、高血压、冠心病是CRVO发生的危险因素,但是CRVO与这些全身疾病的直接关系并未得到证实。研究表明积极治疗全身相关疾病能够减少眼部并发症的发生以及对侧眼中央静脉阻塞的发生率。

(一)病因与发病机制

关于CRVO的确切的发病机制还不是很清楚,多数的观点认为是筛板处或筛板后的视网膜中央静脉的血栓形成。由于血栓的形成,继而发生血管内皮细胞的增生以及炎性细胞浸润。造成血栓形成的原因可能有以下几个方面。

1.血流动力学改变

由于视网膜静脉系统是一个高阻力、低灌注的系统,所以对于血流动力学的变化十分敏感。血液循环动力障碍引起视网膜血流速度的改变容易形成血栓。例如,高血压患者长期小动脉痉挛,心脏功能代偿不全、心动过缓、严重心律不齐,血压突然降低、血压黏滞度改变等原因都会导致血流速度减慢而造成血栓形成。

2.血管壁改变

巩膜的筛板处,视网膜中央动脉和中央静脉在同一个血管鞘中,当动脉硬化时,静脉受压导致管腔变窄,且管壁内皮细胞受刺激增生,管腔变得更窄,血流变慢,导致血栓的形成。另外一些全身以及局部炎症侵犯视网膜静脉时,毒素导致静脉管壁的内面粗糙,继发血栓形成,管腔闭合。

3.血液流变学改变

大多数静脉阻塞的患者都患有高脂血症,血浆黏度以及全血黏度高于正常人群。有研究表明视网膜静脉阻塞患者血液里血细胞比容、纤维蛋白酶原和免疫球蛋白增高。当这些脂类和纤维蛋白原增多后,可包裹于红细胞表面使其失去表面的负电荷,因而容易聚集并与血管壁黏附。而且纤维蛋白原含量增加以及脂蛋白等成分增加使血液黏稠度增高,增加血流阻力而导致了血栓的形成。

4.邻近组织疾病

对视神经的压迫、视神经的炎症、眼眶疾病、筛板结构的改变也会造成视网膜静脉血栓的形成。另外一些眼病,如青光眼,与 CRVO 有关。有研究者认为青光眼导致眼压升高压迫筛板,导致血管的功能异常,血流阻力增高最终导致血栓的形成,发生 CRVO。

5.其他

研究表明 CRVO 的患者除了红细胞沉降率和部分凝血酶的升高外,还有血细胞比容、同型半胱氨酸和纤维蛋白原的升高,血液中出现狼疮抗凝血因子和抗磷脂抗体,另外还有激活的蛋白 C 和蛋白 S 的缺乏。这些因素是否与 CRVO 相关还并不确定。

(二)临床表现

1.症状

患眼视力突然无痛性下降。少量出血或黄斑受累较轻的患者,视力下降不严重;大量出血者,视力严重下降。发病前,患者可能有持续数秒至数分钟的短暂视物模糊病史,然后恢复到完全正常。这些症状可能在数天或数个星期后重复出现,直到发病。

2.体征

(1)眼前节检查:单纯 CRVO,眼前节检查一般正常,视力下降明显的患者同侧瞳孔中等程度散大,直接光反射迟钝,间接光反射灵敏。少数患者初次发作可发生玻璃体积血,少量积血造成玻璃体腔内有漂浮的血细胞;大量积血则出现玻璃体红色混浊,眼底窥不清。

(2)眼底检查:典型眼底改变是以视盘为中心的点状和片状出血。中央静脉阻塞不完全的病例,视网膜出血量少,可见到围绕视盘的放射状、片状和火焰状出血,靠周边部是散在的点状和片状边界清楚的出血;还可见到视盘无水肿,边界尚清;视网膜动脉形态正常或硬化变细,视网膜静脉扩张和迂曲;黄斑和视网膜水肿不明显。如果未治疗或治疗无效,不完全阻塞可转变成完全阻塞。

也可一开始就是完全阻塞,眼底出现大量以视盘为中心的放射状、大片状和火焰状的视网膜出血,在黄斑周围,与视神经纤维走行一致呈弧形,往周边视网膜出血程度逐渐减少和减轻。视盘水肿,边界不清,生理凹陷消失和视盘表面大量出血。中央静脉迂曲怒张,呈腊肠或者结节状,部分节段掩埋在出血下见不到。动脉也相应增粗,但有原发硬化者,可见到视网膜动脉铜丝状或银丝状,并不增粗,可见到动静脉交叉压迫征。视网膜和黄斑水肿,缺血病例可见到棉绒斑。随着病程进展,出血逐步减少甚至完全吸收,出血吸收的时间取决于静脉阻塞的严重程度。出血吸收后,部分患者睫状视网膜侧支循环形成,黄斑水肿可持续存在很久,部分患者黄斑前膜形成。如出现新生血管,病程中还可能突然发生玻璃体积血。少数情况还可能合并视网膜动脉阻塞,尤其在缺血型 CRVO 比较常见。

3.半侧视网膜中央静脉阻塞

约 20% 的人在视网膜中央静脉进入视神经的时候分为上下两支,在筛板后合并为一支。约 80% 的人上下两支没有合并,如果其中的一支阻塞则会发生半侧CRVO。半侧阻塞所引起的病变范围大于分支阻塞,占整个眼底的 1/2～2/3。视盘出现与阻塞部位一致的区域性水肿混浊。尽管只有半侧的视网膜被侵及,但是半侧 CRVO 在发病机制以及临床特点上都更接近 CRVO,而并非视网膜分支静脉阻塞。

4.辅助检查

(1)眼底荧光血管造影(FFA):①非缺血性 CRVO 可见视盘毛细血管扩张、沿着视网膜静脉分布的荧光渗漏和微血管瘤,黄斑正常或者有轻度点状荧光素渗漏。阻塞恢复后,FFA 可能表现正常;少数黄斑呈暗红色囊样水肿者,FFA 显示花瓣状荧光素渗漏,最终可能形成囊样瘢痕,导致视力下降。②缺血性 CRVO 显示视网膜循环时间延长,视盘毛细血管扩张,荧光素渗漏。毛细血管高度扩张迂曲,微血管瘤形成。黄斑区能够见到点状或者弥漫的荧光渗漏,囊样水肿呈花瓣状荧光素渗漏。毛细血管闭塞形成大片无灌注区,无灌注区附近可见动静脉短路、微血管瘤和新生血管。疾病晚期可见视盘的粗大侧支循环以及新生血管的荧光渗漏。黄斑正常或者残留点状渗漏、花瓣状渗漏,或者色素上皮损害的点状或者片状透见荧光。

研究认为FFA 检查发现有 10 个视盘直径(DD)以上毛细血管无灌注区的患者产生前部新生血管的危险性提高,因此应该被划分为缺血型。无灌注区为30 个 DD 以上的患者是发生新生血管的高危人群。所以 FFA 对于判断新生血管的形成很有帮助,对于判断预后和决定正确的随访有重大的意义。

(2)相干光断层成像仪(OCT):黄斑囊样水肿表现为黄斑中心凹明显隆起,外丛状层和内核层之间出现囊腔。神经上皮层浆液性脱离可见脱离区呈低或者无反射暗区,其下方为高反射视网膜色素上皮(RPE)层。视网膜浅层出血在视网膜内表层呈高反射光带或散在点状高反射;深层出血表现为视网膜内高反射带,同时遮挡深层组织的反射。当发生在黄斑区前膜时可见黄斑区视网膜前高反射带。

(3)全身检查:对每个患者应详细询问病史和做包括血压在内的全身体格检查。实验室检查包括血常规、糖耐量试验、血脂、血清蛋白电泳、血液生化和梅毒血清学检查。如果有凝血异常的病史还要做进一步的血液检查,例如狼疮抗凝血因子、抗心磷脂抗体以及血清中蛋白 S 和蛋白 C 的量。

(三)分类

根据病变程度和 FFA 的特征,可将 CRVO 分为非缺血型和缺血型两种类型,这种分型对治疗和预后具有指导意义。

1.非缺血型

又称作部分或不完全型,也称作静脉淤血性视网膜病变。CRVO 患者中有 75%~80%属于这种症状较轻的类型,患者视力轻度到中度下降。

视网膜静脉充血和迂曲是特征性表现。偶尔可能出现棉绒斑,位置靠近后极部。如果出现黄斑水肿或者黄斑出血,视力会受到显著影响。黄斑水肿可能是囊样水肿,也可能是弥漫性黄斑增厚,或者两者都存在。大部分非缺血型 CRVO 的眼底改变在疾病诊断后的 6~12 个月消失。视网膜出血可以完全消退,视神经看起来正常,但是视盘可出现静脉侧支血管。黄斑水肿消退后黄斑表现正常,但是持续的黄斑囊样水肿会导致永久的视力损伤,眼底可以观察到黄斑区色素沉着、视网膜前膜形成或网膜下纤维血管增生。

在非缺血性 CRVO 病例中,发生视网膜新生血管很少见(低于 2%的发病率)。但是非缺血型 CRVO 亦可以发展为缺血型,研究发现 15%的非缺血型患者在疾病发生 4 个月内就进展为缺血型,在 3 年内则有 34%的非缺血型 CRVO 的患者发展为缺血型。

2.缺血型

缺血型是完全的静脉阻塞并伴有视网膜大量出血。这种类型占了 CRVO 的 20%~25%。患者视力突然明显下降,传入性瞳孔功能障碍明显,中晚期出现新生血管性青光眼时患者会感觉剧烈疼痛。

典型的临床表现如图 5-1,如果大量出血,有可能突破内界膜而形成玻璃体积血。6~12 个月后进入疾病晚期,视盘水肿消退,颜色变淡,可出现视盘血管侧支循环。黄斑水肿消退,可出现黄斑区色素紊乱,严重者出现视网膜前膜或色素瘢痕形成,严重影响视力。

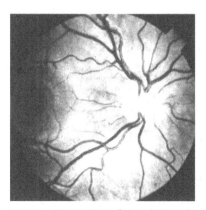

图 5-1　缺血型视网膜中央静脉阻塞

缺血型 CRVO 容易发生视盘或视网膜新生血管,导致增生性玻璃体视网膜病变。发生虹膜或者房角新生血管的概率为 60% 或者更高,最早可在 9 周内出现。新生血管性青光眼往往在起病后 3 个月内出现,导致顽固性的高眼压。

以视盘为中心的大量放射状的视网膜出血,呈边界不清的火焰状和不规则点片状;视盘水肿,边界不清;中央静脉迂曲扩张,呈腊肠或者结节状,部分节段掩埋在出血下见不到;视网膜和黄斑水肿,视盘周围可见大量棉绒斑。

(四)诊断和鉴别诊断

1.诊断

视力突然下降,以视盘为中心的放射状和火焰状出血,静脉血管迂曲扩张呈腊肠状,可诊断 CRVO。仅凭眼底表现很难准确区分缺血性和非缺血性,FFA 可帮助区别两者,同时还可帮助确诊黄斑水肿。有部分患者在疾病发生数月后来就诊,症状和体征往往不典型,仅发现轻度静脉充血和迂曲以及少量视网膜出血,需加以注意。

2.鉴别诊断

(1)眼部缺血综合征:急性 CRVO 容易和眼部缺血综合征相鉴别,但病程较长的非缺血型 CRVO 的临床表现与眼部缺血综合征相似。两种疾病都有视物模糊的症状,也都可有出现短暂失明。CRVO 患者常常可以看到黄斑水肿,但是在眼部缺血综合征中少见。两种疾病都有静脉充血,但是眼部缺血综合征一般没有静脉迂曲。眼部缺血综合征视网膜出血一般位于中周部,CRVO 的视网膜出血位于后极部。

(2)血液高黏度综合征:双眼发生类似 CRVO 的症状,可能是血栓形成导致的 CRVO。CRVO 很少两侧同时发病,它经常发生于全身高凝疾病和血液高黏滞疾病的情况下。当双侧 CRVO,同时在身体其他部位发生静脉阻塞,应高度怀疑血液高黏度综合征,做相应的实验室检查。

(3)高血压视网膜病变:当高血压视网膜病变引起视盘水肿时,临床表现与 CRVO 相似。但 CRVO 很少两侧同时发病,而高血压视网膜病变常常双眼发病,眼底静脉有扩张,但并不发暗,无明显迂曲;常常可以见到棉絮斑和黄斑区星芒状渗出;同时眼底有动脉硬化的表现,动脉呈铜丝或者银丝样改变,动静脉压迹明显。

(4)视网膜血管炎:可伴发视盘血管炎症,可引起非缺血性 CRVO,与 CRVO 非缺血型的临床表现相似。血管炎性 CRVO 患者多为年轻男性,病程呈自限性,视力预后较好。视网膜出血在视盘及邻近视网膜,如果疾病控制不佳,静脉阻塞发展,视网膜出血渗出加重,黄斑水肿明显,演变为缺血型 CRVO。在治疗上,采用肾上腺糖皮质激素抗炎,如果反应好,可确诊为视盘血管炎。

(五)治疗

针对其发病机制和病理改变,临床上出现了多种多样治疗方法,但仍没有公认的安全有效的治疗方法。

1.药物治疗

(1)活血化瘀:目前,一些药物对 CRVO 的治疗,包括应用抗凝剂和抗血小板凝聚药物(阿司匹林、肝素等),以及溶栓疗法和血液稀释疗法等,临床报道疗效不一,且不能对因治疗,并发症较多,很难为广大临床医师所接受。中医药经多年的临床应用证明有一定的疗效,所以,在我国临床广泛地应用各种活血化瘀的中药方剂或中成药治疗本病。在临床多用复方血栓通、复方丹参或云南白药等,但因疗效标准不一致,多数结果未有大量随机双盲对照研究,使推广应用缺乏足够临床证据。

(2)肾上腺糖皮质激素:主要用于减轻黄斑水肿,玻璃体腔内或后 Tenon 囊下注射曲安奈德均可减轻 CRVO 引起的黄斑水肿,使视力有所提高或者稳定,但作用时间短,有多种的不良反应,包括加速白内障进展、眼压升高以及眼内炎风险。

(3)玻璃体腔注射抗血管内皮生长因子:近年已有多个报告证实玻璃体腔注射贝伐珠单抗、雷珠单抗治疗 CRVO 引起的黄斑水肿,在早期对视力的提高是明显的,但需重复注射。这些报告病例较少,且缺乏随机和对照。

(4)其他药物:维脑路通(曲克芦丁,troxerutin)可以改善视力,促进视网膜循环和减轻黄斑水肿;但是小样本、追踪期短及视力提高没有统计学意义。噻氯匹定是抗血小板聚集药,可以稳定和提高视力,但结果没有统计学意义,而且治疗组腹泻发生率增加。己酮可可碱(pentoxifylline,巡能泰)是血流改善剂,可以减低血液黏滞度,改善局部血流,减轻黄斑的水肿,但视力并没有得到显著改善。这些药物的疗效有待进一步临床研究。

2.激光治疗

(1)治疗原则:①CRVO 发生后 6 个月内是虹膜新生血管出现的高危期,故最少每月随访 1 次,检查包括视力、裂隙灯、眼压和散瞳眼底检查,由于部分虹膜新生血管先出现在前房角,推荐做常规房角检查,如出现虹膜新生血管应立即进行全视网膜光凝术(PRP);②对缺血型 CRVO,缺血范围>30DD、视力低于 0.1 的患眼可作为预防性 PRP 的指征;从长期来看,较一旦发现虹膜新生血管后即作 PRP 者无突出的优点,但要坚持常做(每月)随访检查,对不可能做密切随访的患者,则应该进行预防性 PRP;③PRP 后患者须每月随访,仔细观察虹膜新生血管,以决定是否再做 PRP 补充治疗或其他治疗,如证实虹膜新生血管已退缩,随访密度可渐渐减低。

(2)治疗方法:光斑 200~500 μm,时间 0.1~0.5 秒,功率 0.3~1.0W,以产生 II 级反应斑,两光斑间隔一个光斑直径的密度,激光光凝斑覆盖全部无灌注区,分别在激光光凝术后 12 周和 24 周行 FFA 复查,如有新的或光凝不全的无灌注区则进行补充光凝。适时治疗、定期随诊以及行 FFA 是提高治愈率的关键。早期预防性全视网膜光凝治疗缺血型视网膜静脉阻塞,一般需 1 000~2 000 个光凝点,分 3~5 次完成,并随访观察光凝前后眼部新生血管的消退和视力变化以及远期并发症的发生情况。

对非缺血型中央或分支静脉阻塞的黄斑水肿眼,可使用氪红激光诱导脉络膜视网膜静脉吻合,可防止其发展至缺血状态。在非缺血型黄斑水肿未发展至囊样变性之前,应用氪激光或 Nd-YAG 激光直接针对分支静脉光凝,激光能量的释放使静脉后壁和 Bruch 膜破裂,诱导建立脉络膜视网膜静脉吻合,可使非缺血型视网膜静脉阻塞所致黄斑水肿消退或减轻,从而改善视功能。激光脉络膜视网膜静脉吻合会加重缺血型 CRVO 纤维血管增生性并发症的危险,所以对于缺血型 CRVO 不推荐该项治疗。

3.手术治疗

(1)玻璃体积血:适应 CRVO 出现玻璃体积血,治疗观察 1 个月不能自行吸收者。术中清除视网膜前膜并行全视网膜光凝。

(2)视神经巩膜环切开术:是玻璃体切除联合视神经鼻侧巩膜环切开以解除

对该处视网膜中央静脉压迫,有利于静脉的回流。适应于单纯 CRVO。这种手术有一定的并发症,要确定手术效果仍需要大量的临床随机对照研究及长期的临床观察。

(六)治疗效果

目前,药物治疗效果仍不确切,需要更多的研究。激光光凝治疗 CRVO 可以封闭视网膜无灌注区,抑制新生血管的发生和发展,减少新生血管性青光眼的发生;还可制止视网膜出血,减少玻璃体积血,促进出血和黄斑水肿吸收,有利于恢复中心视力。玻璃体腔内注射抗 VEGF 药物和 TA 能使黄斑水肿很快消退,但药物吸收后黄斑水肿可能复发。视神经巩膜环切开术患者的视力预后与自然病程比较没有统计学的差异,而且手术风险较大,该手术还存在较大的争议。对非缺血型 CRVO 应用激光造成脉络膜血管与视网膜静脉吻合,以改善阻塞静脉血循环,减少非缺血型 CRVO 转变成缺血型 CRVO 的发生率,减轻黄斑水肿,增进视力。在临床研究中获得一些成功,但该方法成功率不高,而且存在形成吻合部位纤维增生的问题,甚至可以使相应血管产生闭塞。

二、视网膜分支静脉阻塞

视网膜分支静脉阻塞(branch retinal vein occulusion,BRVO)是发生在视网膜的分支静脉的血液回流受阻,其发病率高于 CRVO,男女发病比率相当,发病年龄在 60~70 岁之间。流行病学和组织病理学研究提示动脉疾病是发病的根本原因。该病常常是单眼发病,只有 9% 的患者双眼受累。

(一)病因与发病机制

BRVO 的部位主要出现在动静脉交叉的位置,在这个位置上动静脉有共同的血管鞘,动脉一般位于静脉前方,硬化的动脉压迫静脉而导致血流动力学紊乱和血管内皮的损伤,最终导致血栓形成和静脉阻塞。多数的 BRVO 出现在颞侧分支,可能是因为这里是动静脉交叉最为集中的地方。血管性疾病包括巨大血管瘤、Coats 病、视网膜毛细血管瘤等往往会引起 BRVO。

高血压是 BRVO 最常见的全身相关疾病,研究证明了静脉阻塞和高血压之间的重要关系。该研究还发现了分支静脉阻塞和糖尿病、高脂血症、青光眼、吸烟以及动脉硬化有关。而视网膜分支静脉的阻塞与饮酒和高密度脂蛋白的水平呈负相关。

组织病理学研究表明阻塞的血管都有新鲜或者陈旧的血栓形成。部分的病例能看到阻塞区域的视网膜缺血萎缩。所有的病例都有不同程度的动脉粥样硬化,但未发现同时有动脉血栓形成。

(二)临床表现

1.症状

一般患者主诉为突然开始的视物模糊或者视野缺损,视力在1.0到指数不等。黄斑外区域的阻塞,视力较好,当黄斑分支受累时,视力明显下降。

2.体征

眼球前段检查一般正常。分支静脉阻塞位于眼底一个或偶尔的两个象限,阻塞部位一般靠近视盘,视网膜出血仅限于阻塞的分支静脉分布区域,以阻塞部位为顶点,呈扇形或三角形排列,以火焰状出血为主。也可少见地远离视盘的后极部,如黄斑分支静脉阻塞。阻塞引起的血管异常,也可引起大量渗漏,呈黄白色,类似 Coats 病。

3.分类

按临床表现和 FFA,分支静脉阻塞分为非缺血型和缺血型两类。

(1)非缺血型:轻微阻塞出血量较小,静脉血管迂曲扩张也不明显,如果黄斑区未受损害,患者可能表现出无症状,只有在眼底常规检查时才发现。如果黄斑区受累,出现黄斑水肿和黄斑出血,视力也随之下降。偶尔有少量出血的 BRVO 会进展为完全静脉阻塞,眼底出血和水肿也相应增多,同时视力下降。

(2)缺血型:完全阻塞会出现网膜大范围出血,形成棉绒斑以及广泛的毛细血管无灌注区。20%的缺血型分支静脉阻塞患者发生视网膜新生血管,视网膜新生血管的出现与毛细血管无灌注区的大小呈正相关,视网膜新生血管一般出现在疾病发生后 6~12 个月,也可能几年后出现。接着可能会玻璃体积血,则需要做玻璃体切割。分支静脉阻塞的患者很少出现虹膜新生血管。急性 BRVO 的患者的症状在一段时间后会明显减轻,出血吸收后眼底看起来几乎正常。侧支血管的形成和一系列微血管的改变有助于出血的吸收。晚期出血吸收后可以看到毛细血管无灌注区,以及由于慢性黄斑囊样水肿引起的视网膜前膜和黄斑色素沉着。牵拉性或渗出性视网膜脱离少见。当有严重缺血情况存在的时候,阻塞的分支血管分布的区域可见视网膜脱离。

4.辅助检查

(1)FFA:对于分支静脉阻塞的诊断和治疗有重要的指导意义。动脉充盈一般正常,但是阻塞的静脉充盈延迟,由于大量出血和毛细血管无灌注造成片状弱荧光,可见扩张迂曲的毛细血管,阻塞部位的视网膜静脉出现静脉壁荧光染色。病情较长患者,可出现动静脉异常吻合和新生血管大量的渗漏荧光,但是侧支循环血管无荧光渗漏。分支静脉阻塞累及黄斑则会出现黄斑水肿,黄斑花瓣样水肿可能包括整个黄斑区,也可能是部分,这取决于阻塞血管的分布。

(2)OCT:用于观察分支静脉阻塞后有无黄斑囊样水肿或视网膜弥漫水肿、神经上皮层脱离、视网膜出血、视网膜前膜、视盘水肿等。在治疗过程中,可准确观察黄斑水肿消退情况。

(三)诊断和鉴别诊断

1.诊断

主要依据典型的临床表现和 FFA 特征,确诊并不难,但应区分缺血型还是非缺血型,并应努力寻找引起分支静脉阻塞的原因。

2.鉴别诊断

(1)糖尿病视网膜病变:该病为血糖升高引起,一般为双眼发病,出血可位于眼底任何部位,散在点状和片状。在缺血区常可见散在微血管瘤和硬性渗出。静脉迂曲扩张没有 BRVO 明显。但是静脉阻塞患者有时也可能合并有糖尿病,容易与单眼发病的糖尿病视网膜病变混淆。

(2)高血压视网膜病变:有明显动静脉交叉改变和视网膜出血的高血压视网膜病变容易与 BRVO 相混淆。高血压视网膜病变常常是双眼发病,眼底有动脉硬化,动脉呈铜丝或者银丝样改变,有动静脉交叉压迫征;静脉有扩张,但并不发暗,无明显迂曲;眼底出血表浅而稀疏,常常可以见到棉絮斑和黄斑区星芒状渗出。而 BRVO 患者多为单眼发病,静脉高度迂曲扩张,血液淤滞于静脉血管呈暗红色。

(3)黄斑毛细血管扩张症:该病患者多为男性,近黄斑中心凹或者黄斑区的毛细血管扩张。临床表现为视物模糊、变形以及中心暗点,容易与伴有毛细血管扩张的慢性视网膜黄斑分支静脉阻塞相混淆。但该疾病眼底没有明显的静脉迂曲以及出血。

(四)治疗

1.全身药物治疗

参阅视网膜中央静脉阻塞。

2.激光治疗

BRVO 研究组的研究结果对于黄斑水肿和新生血管这两个 BRVO 最主要的特征性病变的治疗有着很大的指导意义。

(1)黄斑水肿:由于部分 BRVO 患者有一定自愈倾向,视力有时都能自行恢复,所以患者在发病后的 3 个月内一般不建议采用激光光凝治疗。光凝范围在黄斑无血管区的边缘与大血管弓之间,光斑大小为 100 μm,视网膜产生灰白色(Ⅰ级)反应斑。4～6 周后复查 FFA。黄斑持续水肿的患者需要在残留的渗漏区补充光凝。

(2)视网膜新生血管:FFA 发现有视网膜缺血区,就要及时进行缺血区视网膜光凝,预防发生新生血管,从而降低玻璃体积血发生率。已经发生视网膜新生血管者,仍要在视网膜缺血区及周围补打激光。激光光斑大小为 500 μm,视网膜出现白色(Ⅱ级)反应斑。

3.视网膜动静脉鞘膜切开术

动静脉鞘切开术适用于动静脉交叉压迫引起的 BRVO。因视网膜动脉和静脉被包裹在一个鞘膜内,动脉硬化对相对缺乏弹性的静脉产生压迫,通过切除该鞘膜可解除压迫。该手术对恢复视网膜的血液灌注、使视网膜内出血和黄斑水肿减轻有较好的效果,但不能改善已出现的视网膜无灌注状态,所以该手术适宜在 BRVO 早期进行。

4.玻璃体腔注药

肾上腺糖皮质激素以及贝伐单抗、雷珠单抗等玻璃体腔注药术。

(五)治疗效果

分支静脉阻塞研究小组发现对于视力在≤0.5、FFA 显示黄斑水肿的患者做黄斑区格子样光凝,可以减轻黄斑水肿和提高视力,平均视力提高 1～2 行。激光治疗黄斑囊样水肿有一定疗效,但玻璃体腔注射曲安奈德疗效尤为显著,两者可以结合使用,治疗后黄斑水肿以及视力有明显改善。动静脉鞘切开术有一定疗效,在 15 例患者中有 10 例手术后视力提高,平均 4 行以上(Snellen 视力表),有 3 例视力下降,平均下降 2 行,所有患者的黄斑水肿均有减轻。关于玻璃体手术联合或不联合内界膜剥离术治疗黄斑水肿,其临床治疗效果和经济性、安全性尚待进一步考证。

第三节 视网膜脱离

视网膜脱离(retinal detachment,RD)是指视网膜神经上皮层与视网膜色素上皮(RPE)层的分离。根据发病机制,RD被分为3种主要类型:裂孔性视网膜脱离、牵拉性视网膜脱离和渗出性视网膜脱离,它们的共同特征是视网膜下腔聚积了异常的液体。近年来,由脉络膜病变引起的出血病例剧增,大量出血进入视网膜下腔,引起视网膜"实性"脱离。这种视网膜脱离在发病机制、临床表现和处理上均有其独特性。因此,在RD的新分类中,增加了第四种类型"出血性RD"。本节将简要介绍各种类型RD的发生机制、临床表现、诊断和鉴别诊断及处理。

一、裂孔性视网膜脱离

裂孔性视网膜脱离(rhegmatogenous retinal detachment,RRD)又称孔源性视网膜脱离,是因为视网膜产生了破孔,玻璃体腔内的液体进入视网膜下腔引起。在本书内,裂孔性RD是特指原发性RRD,是原因不明的RRD;而有着明显原因引起的RRD,称继发性RRD或简称孔源性RD。继发性RRD包括了一大类疾病,如外伤性、炎症性、牵拉性、先天性和手术引起的RRD等,在处理孔源性RD的同时,还要处理原发疾病。在本节仅以原发性RRD为例进行讨论,继发性孔源性视网膜脱离在其他原发疾病内均有论述。

(一)病因与发病机制

发生RRD的三要素:玻璃体变性、视网膜受到牵拉和存在视网膜裂孔,引起RRD必须包括这3种因素。临床上常见到单发视网膜裂孔不一定导致视网膜脱离,即使玻璃体液化,在没有牵拉也不会发生视网膜脱离。RRD的易感人群为高度近视眼、白内障手术后、老年人及眼外伤者。

1.玻璃体变性

表现为玻璃体液化、凝缩、脱离和膜形成等彼此相互联系的病理性改变。玻璃体变性的症状包括闪光感和眼前漂浮物,闪光感是因为玻璃体牵拉周边部视网膜引起。眼前漂浮物则是由于玻璃体出血、玻璃体胶原的浓缩,特别是神经胶原组织从视盘上或视盘旁撕脱。

2.玻璃体视网膜牵拉

玻璃体视网膜牵拉是一种力量,通常发生在玻璃体和视网膜牢固粘连处。

(1)动态牵拉:是由眼球转动带动玻璃体的一种惯性运动、玻璃体后脱离朝前移和重心引力玻璃体向下坠的力量。在临床上见到的马蹄形裂孔均是由后向前的撕裂和上半视网膜裂孔多见,就说明这种动态牵拉力的存在,它在RRD形成中起着重要的作用。

(2)静态牵拉:是不依赖眼球运动,而是玻璃体本身收缩。玻璃体皮质收缩在圆形裂孔发生机制中起着作用,玻璃体增生机化膜收缩产生牵拉,在牵拉性视网膜脱离和增生性玻璃体视网膜病变(PVR)的致病机制中起到重要的作用。

3.视网膜裂孔形成

与视网膜原已存在的格子样变性、囊性视网膜突起和玻璃体斑有关,这些可能引起视网膜裂孔的早期视网膜病变统称为"裂孔前期病变"。

(1)视网膜格子样变性:是视网膜本身原因不明的变薄,变薄的视网膜很容易出现圆孔,或在玻璃体的牵拉下出现马蹄样裂孔。

(2)囊性视网膜突起:是周边视网膜表面的颗粒状或束状病灶,常有色素沉着。可引起马蹄形视网膜裂孔。

(3)玻璃体斑:是在视网膜表面形成的边界清楚、白色不透明的突起组织,圆形或椭圆形,一般直径0.5~1.5 mm大小,与视网膜牢固粘连,长期对视网膜的牵拉引起视网膜萎缩性圆孔。

4.裂孔性视网膜脱离的易感因素

(1)近视眼:近视眼的患者有较高发生 RRD 的风险。屈光度越高,视网膜脱离的风险越高。近视眼患者一生发生视网膜脱离的风险为 0.7%~6%,而正视眼的人仅为 0.06%。超过 40%的视网膜脱离发生在近视眼。近视眼容易发生 RRD 的准确发病机制还不清楚,比较合理的解释是近视眼的眼轴前后径变长,视网膜受到前后方向的牵拉,容易在视网膜比较薄弱的周边部形成裂孔。另外,高度近视眼的玻璃体液化和后脱离均较正常人出现的更早和更严重,视网膜容易受到玻璃体的牵拉而出现裂孔。

(2)白内障手术:白内障术后发生 RRD 的危险性为 1%~5%,是有晶体眼对照组的 6~7 倍。白内障摘除和(或)人工晶状体植入术后,眼内容积发生变化,玻璃体前移和活动度增加,容易对周边视网膜和基底部视网膜产生牵拉,在玻璃体与视网膜牢固粘连的部位引起视网膜裂孔。Nd:YAG 激光晶状体后囊切开后发生 RRD 危险性也增加。

(3)眼外伤:外力作用眼球,瞬间引起眼球剧烈变形,将视网膜撕破。开放性眼外伤,异物和锐器直接刺破视网膜或眼球破裂伤视网膜直接脱出眼外,均可引起外伤性视网膜脱离。眼球穿通伤口玻璃体脱出到伤口外,导致增生机化而牵拉视网膜,也是外伤后视网膜脱离的原因之一。

(4)裂孔性视网膜脱离的对侧眼:一眼有非外伤性视网膜脱离史患者的对侧眼发生 RRD 的危险性增加 9%~40%,这是由于病理性的玻璃体视网膜改变通常是双侧性的。

(5)其他:还有一些少见的原因也可引起孔源性视网膜脱离,如视网膜劈裂、视网膜坏死等。

(二)症状

视网膜脱离是一种无痛性视力下降,出现的症状可以是急性,也可以是慢性过程。部分患者可没有任何症状,只是偶尔遮住健眼或常规检查时被发现有视网膜脱离。

(1)眼前黑影:这是眼内玻璃体失去无色透明性引起的一种内视现象(患者见到自己的眼内结构),当眼前黑影突然增多时,有时像"下雨"或"烟雾"一样,影响视力,可能是视网膜裂孔形成时撕裂血管引起的出血,应考虑为视网膜脱离的前驱症状。

(2)闪光感:是玻璃体牵拉视网膜引起的闪光幻视,在与视网膜牢固粘连部位刺激感受器或视网膜撕裂引起。

(3)视野缺损:在视野范围内出现黑幕遮挡,逐渐扩大。引起黑幕的病变在视网膜上的位置正好与人感觉到的方向相反,如下方黑影,病变在视网膜的上方;左边黑影,病变在视网膜的右边,如此类推。

(4)视力下降:当视网膜脱离累及黄斑,出现视力下降,少数情况是泡状视网膜脱离遮盖黄斑区。根据视网膜脱离的速度不同,可表现不同类型的视力下降。视网膜脱离缓慢,可感觉不到视力下降,仅当遮盖健眼时才发现。在极浅的黄斑区脱离,仅出现视物变形,不散瞳检查,易误诊为"中心性浆液性脉络膜视网膜病变"。大的马蹄形裂孔或巨大 RRD,往往在数小时或几天内患者视力就下降到手动或光感。

(三)体征

1.眼前段改变

一般眼部无充血。

(1)虹膜睫状体炎:大部分患者房水闪辉和浮游细胞中度阳性(++),与裂孔引起的血视网膜屏障功能损害有关。伴有脉络膜脱离患者,可出现前房和瞳孔区纤维素样渗出物。长期慢性视网膜脱离患者,可出现瞳孔后粘连。

(2)眼压降低:RRD 形成以后,房水流出路径增加,跟正常眼相比通常降低 0.7 kPa(5 mmHg)左右。如果眼内压低于正常,就要考虑有脉络膜脱离。如果患者原有青光眼,眼内压突然降低,可能是发生了视网膜脱离。相反,视网膜脱离有正常或偏高的眼内压,可能原来就患有青光眼。

(3)晶状体震颤:是眼球运动时出现的晶状体晃动,可同时伴有虹膜震颤和前房加深。多发生在 RRD 合并脉络膜脱离患者,因睫状体脱离,晶状体悬韧带松弛,晶状体活动度增加引起。脉络膜脱离引起后房压力低于前房时,晶状体和虹膜后退,前房加深,虹膜失去晶状体的支撑而出现震颤。

(4)烟草尘:用裂隙灯可见到玻璃体前段有棕色的色素颗粒,类似烟草颗粒散布在玻璃体内。是视网膜裂孔形成后,由视网膜色素上皮细胞游走到玻璃体腔引起。

2.眼后段改变

(1)玻璃体改变:年轻人玻璃体多透明无液化,高度近视和年纪稍大患者的玻璃体多有液化腔隙,玻璃体混浊多在"++"内;部分患者可见到玻璃体完全后脱离的 Weiss 环。

在伴有玻璃体内积血的患者,早期可见到红色尘状或块状混浊,越往下方越明显。时间稍久,血色素吸收后变成黄白色幕布状,位于下方玻璃体腔内,影响观察下方周边眼底。

(2)视网膜裂孔:在视网膜脱离范围内,可见到圆形、马蹄形或长条形裂孔。由于脱离的视网膜显灰白,裂孔透过脉络膜颜色呈红色。圆形裂孔多位于格子样变性内或两端,也可是孤立存在,由马蹄形裂孔转变而来的圆形裂孔带有游离盖,游离盖的位置随玻璃体运动而改变。马蹄形裂孔的开口朝前,尖端朝后,形如马蹄掌,是玻璃体牢固粘连点撕裂视网膜引起。前瓣因有玻璃体牵拉而翘起,后瓣因很快有纤维增生出现向眼内的卷边。少数马蹄形裂孔可见到骑跨的裂孔前后缘之间的视网膜血管,叫视网膜血管撕脱。马蹄形裂孔可位于视网膜格子样变性内或孤立存在。长条性裂孔多是大于一个钟点或巨大裂孔患者,呈环形方向的撕裂孔,很少是前后方向的裂孔。

视网膜裂孔可位于视网膜任何部位,但以赤道部以前的裂孔多见。后极部裂孔最多见是黄斑圆孔,其次是位于血管旁或脉络膜萎缩变性的边缘处的裂隙状孔(条状孔)。裂孔可是单个或多发,位于眼内不同位置,既可是在视网膜脱离范围,也可是远离视网膜脱离区域。大的裂孔很容易观察到,小裂孔和靠近锯齿缘的裂孔不容易观察到。还应注意玻璃体基底部内、睫状体平坦部和甚至睫状突上皮裂孔。可通过压陷单面镜来检查这些基底部以前的裂孔。

(3)视网膜脱离:是视网膜隆起于眼球壁,早期可位于眼底某个象限,逐渐累及到全眼底,黄斑裂孔引起的视网膜脱离从后极部开始。新鲜脱离的视网膜呈灰白色不透明,表面平滑和起皱的外观,有些可有脱离的视网膜内白色点状物。

浅脱离不会随眼球运动而飘浮,中度和高度脱离随着眼球的运动而漂浮。当视网膜前的玻璃体增生牵拉,将视网膜拉在一起形成星形和环形固定皱褶状,视网膜漂浮随之消失。进一步发展,脱离的视网膜以视盘为顶点,向前呈喇叭形,表现为宽漏斗形、窄漏斗形或闭斗形。在闭斗形,视网膜粘在一起呈索状,看不到视盘。此时的玻璃体增生机化明显混浊,视网膜形成粗大的放射状固定皱褶,在赤道部或周边部形成环形皱褶。基底部玻璃体的牵拉,可拉周边视网膜向前移位,甚至可和睫状体平坦部粘连。

慢性视网膜脱离具体时间界限尚无准确定义,但在临床上具备视网膜表面增生不明显、伴有视网膜下水渍线或有视网膜内巨大囊肿等条件。多见于年轻人、或下方小裂孔、基底部内裂孔或睫状体上皮裂孔。视网膜脱离多位于下方,视网膜变薄,呈轻度或中度隆起。视网膜下水渍线呈黄白色或带有色素,同心圆排列,即以裂孔为中心逐步向上方扩展。形成一条水渍线的时间大约是 3 个月,当视网膜脱离突破老的水渍线后,在新的脱离边缘处再形成一条。也有一些慢性视网膜脱离患者,视网膜下增生条索没有这种规律。在脱离半年以上的病例,可出现继发性视网膜内囊肿,可单个或多个,多位于裂孔附近,其他部位也可见到。

(四)视网膜脱离的自然病程

1.进展型

发生在绝大多数病例,视网膜脱离没有经过治疗常继发白内障、葡萄膜炎、虹膜红变、低眼压和最终的眼球萎缩。

2.缓慢型

不进展发生在少量病例,视网膜脱离的状态可以保持很多年,或者不明确,或者有固定的水渍线。

3.恢复型

非常罕见,但也确实有少量的视网膜脱离可以自发复位,特别是患者接受长期的卧床休息。

(五)辅助检查

1.超声波检查

对屈光间质不清和(或)低眼压患者,必须做 B 型超声波检查,了解有无视网膜脱离和是否有脉络膜脱离及其脱离性质。活体超声显微镜检查(UBM)的分辨率较 B 型超声波高,有条件的单位要做 UBM 检查,可发现 B 型超声波不能发现的极浅的视网膜脱离和周边部视网膜脱离。根据睫状体的 UBM 图形,可分为睫状体水肿、睫状体脱离和睫状体上腔出血。

2.相干光断层成像仪(OCT)

OCT 主要用于黄斑部检查,可清楚地显示黄斑裂孔、黄斑板层裂孔、黄斑囊样水肿、黄斑劈裂和黄斑前膜等。

(六)诊断和鉴别诊断

眼底检查发现视网膜裂孔和视网膜脱离,可确诊 RRD 或孔源性视网膜脱离。在屈光间质不清患者,可通过典型的 B 型超声波图形确诊视网膜脱离,但必须和视网膜劈裂症、中心性浆液性脉络膜视网膜病变、葡萄膜渗漏综合征、大泡状视网膜脱离等疾病相鉴别。

(七)治疗

迄今为止,RRD 仍以手术治疗为唯一手段,简单 RRD 成功复位率95%以上,有时需要不止一次治疗。

(八)预防

据统计,视网膜脱离手术后首次手术失败率10%～20%,再次手术失败率占 5%。即使手术成功和视网膜解剖复位,最好视力恢复≥0.4者大约只占50%。因此,RRD 的预防就显得意义重大。RRD 的预防就是通过常规临床检查,对患有玻璃体后脱离、视网膜格子样变性、视网膜裂孔或具有其他引起 RRD 的危险因素进行评估、诊断和治疗,以达到预防由于视网膜脱离引起的视力下降和视功能障碍。

引起 RRD 的危险因素包括裂孔前期病变、玻璃体对视网膜的牵拉和视网膜干孔,对正常眼(或患眼的对侧眼)进行常规散瞳检查眼底,是发现这些危险因素的唯一途径。一旦发现眼底存在这些病变,应立即用激光封闭这些病变,用两排连续激光斑围住这些病变。在没有眼底激光机的单位,可在显微镜直视下冷凝这些部位。

即使进行了恰当的激光治疗,视网膜脱离仍有可能发生。牵拉的持续存在和出现新的牵拉,甚至出现新的格子样变性,仍然有发生 RRD 的可能,因此,患者应按照医师的嘱咐,定期到医院复诊。一般来说,光凝后眼底白色激光斑在5～7 天完全消失,以后出现色素沉着,需要半月到一个月。见到明显围绕病变的激光斑色素沉着后,可延长到半年到一年复诊一次。

二、牵拉性视网膜脱离

牵拉性视网膜脱离(tractional retinal detachment,TDR)是玻璃体增生性病变对视网膜脱离引起的视网膜神经上皮层与 RPE 分离。TDR 病程缓慢,早期患者可无任何症状,当牵拉达一定程度或一定范围导致视网膜脱离时,才会出现视力下降或视野缺损。

(一)病因

TDR 由多种原因引起,最常见是血管性疾病,其他原因包括眼外伤和手术、炎症和肿瘤性疾病等。他们的共同表现是在玻璃体内形成白色机化膜和与视网膜牢固粘连,膜的收缩牵拉视网膜脱离呈帐篷状外观和局限性视网膜脱离。有些眼,增生纤维膜的牵拉导致了视网膜裂孔(通常是小的和位于后极到赤道之间)。在这种情况下,TDR 的典型形状呈现 RRD 的典型外观,称为牵拉 RRD (tractional rhegmatogenous retinal detachment,TRRD)。

(二)发病机制

(1)血视网膜屏障功能被破坏:是血管性、炎症性、肿瘤性、外伤和内眼手术发生 TDR 的发病机制。血视网膜屏障被破坏的表现为血管阻塞、扩张和(或)渗漏增加,大量血管内的各种成分进入到视网膜内、玻璃体腔和(或)视网膜下腔,就触发了组织修复反应。有大量的各种细胞、炎症因子和生长因子参与。这种组织修复的病理生理过程与身体其他部位损伤后修复完全一样,只不过发生在眼内的组织结构特殊,最终的纤维修复(或叫做瘢痕)收缩,导致 TDR。

(2)玻璃体伤口嵌顿:开放性眼外伤、白内障手术和玻璃体手术均能产生玻璃体伤口嵌顿并发症。在巩膜伤口修复过程中,嵌顿在巩膜伤口的玻璃体成为纤维组织进入眼内的通道,导致伤口附近的基底部玻璃体完全机化成白色纤维膜,紧密粘连在基底部和睫状体表面。膜的收缩,对与玻璃体牢固粘连的基底部或周边部视网膜产生牵拉,导致视网膜向前移位的视网膜脱离。

(3)玻璃体异常增生或粘连:永存原始玻璃体增生症是原始玻璃体残留引起的 TDR,在玻璃体基底部形成环形白色机化膜,一般中心部位较厚和较宽,达晶状体后,位于眼球下半部任何方位,向两边逐步变薄变细,也可与后面机化玻璃体相连续,牵拉视网膜放射状隆起。玻璃体的变性,由凝胶样转变成纤维样,具有了一定的收缩功能,与视网膜牢固粘连的部位产生牵拉,刺激视网膜内的胶质细胞移行到视网膜表面和玻璃体内增生并收缩,导致 TDR。

(三)类型

1.环形收缩牵拉

这是增生的纤维膜在视网膜表面沿赤道方向收缩引起放射状视网膜脱离皱褶。最常见于赤道部和基底部两个区域,赤道部环形收缩在收缩嵴的前后均形成放射状视网膜皱褶,基底部收缩仅在周边部视网膜形成放射状视网膜皱褶。

2.前后收缩牵拉

这是增生纤维膜在视网膜表面前后方向收缩引起的环形视网膜脱离皱褶,一般仅在基底部见到,在基底部形成视网膜凹槽、视网膜睫状体粘连和(或)视网膜虹膜粘连。偶尔见到从周边视网膜甚至赤道部视网膜到基底部的视网膜凹槽,如 ROP 第 5 期。

3.垂直收缩牵拉

这是垂直于视网膜平面的牵拉力,可分解成 3 种垂直牵拉力。①跨玻璃体腔牵拉,是玻璃体后皮质向前脱离到赤道部附近并机化收缩,将后皮质绷紧,对视网膜产生向眼球中心的牵拉力;②由于眼球的弧面,视网膜表面膜的收缩均产生一种垂直向眼球中心的合力;③玻璃体皮质与视网膜点状或局灶性紧密粘连,玻璃体后脱离或运动,对视网膜产生一种垂直向内的拉力。这第三种牵拉力最常见于增生性糖尿病视网膜病变和黄斑部牵拉性疾病,形成的视网膜脱离成帐篷状,也可是牵拉黄斑区劈裂。

4.吊床样牵拉

以上 3 种牵拉都是视网膜前的收缩,位于视网膜后(下)的增生膜也可对视网膜产生牵拉,纤维增生组织从视网膜后(下)收缩牵拉,使得视网膜不能复位,脱离视网膜形态呈吊床样。最常见的是索状视网膜下增生,而网状和膜状视网膜下增生就不典型。

这 4 种牵拉视网膜的类型只是增生膜收缩的分解动作。在临床上,真正膜的收缩是全方位的,完全依据当时增生膜附着的位置,可以环形、前后、斜形和垂直收缩都同时存在,视网膜被收缩的表现是各个收缩力综合的结果。偶尔,玻璃体视网膜牵拉引起牵拉性视网膜劈裂而不引起视网膜脱离。

(四)临床表现

1.症状

因为玻璃体牵拉是一个缓慢过程,且没有相关的急性玻璃体后脱离,所以闪光感和漂浮物常常不存在。这种状况一直维持数月到数年。当病变涉及到黄斑区时,出现中心视力的下降。有原发疾病者,可很早就影响黄斑功能,视力下降的症状出现较早和严重。

2.体征

(1)玻璃体改变:依眼底疾病的不同,可有部分或全部玻璃体后脱离。玻璃体可以是透明,或雾状混浊、或出血性混浊,也可以是浓缩改变,严重的玻璃体炎症或积血可致眼底窥不清楚。玻璃体腔的机化膜呈白色,是一层位于视网膜表面的膜,和视网膜紧密粘连,在后极部视网膜前膜周围,脱离的玻璃体皮质向前如同下垂的桌布,称之为桌布样视网膜前膜;如果是某个象限和视网膜紧密粘连的视网膜前膜,称之为板状视网膜前膜。视网膜前膜也可是条索放射状,既可是位于后极部,也可是位于中周部和基底部。大多数增生膜为新生血管膜,少部分(如 PVR 膜)不含有新生血管。

(2)视网膜脱离:TDR 的血管向牵拉方向移位,形态僵硬,无移动性,无视网膜裂孔。视网膜脱离的形态各异,最典型的是帐篷状脱离,向玻璃体腔牵拉的机化膜与帐篷的顶部粘连,脱离的视网膜表面凹陷。帐篷状视网膜脱离常位于赤道以后,可以是一个或是多个孤立存在,也可以是多个融合而成。脱离仅限于牵拉附近,常不扩展到锯齿缘。不典型的 TDR 常见由周边部增生组织的牵拉引起,表现为黄斑异位、条索状和放射状视网膜皱襞。玻璃体基底部的增生牵拉,可仅表现后极部视网膜浅或中等脱离,而周边部视网膜前移位,甚至和睫状体平坦部粘连。长期慢性的玻璃体牵拉,即可引起视网膜脱离,也可引起视网膜劈裂。

长期的玻璃体牵拉,可在与视网膜牢固粘连处(也可是激光斑处)形成视网膜裂孔,视网膜脱离范围迅速增大,称牵拉 RRD。形成的裂孔多位于后极部,表现为裂隙状或不容易发现的小裂孔。尽管存在视网膜裂孔,但这些脱离通常不是泡状,而呈帐篷样外观。它们倾向保持局限性脱离,少数病情严重者可发展成全视网膜脱离。长期的牵拉 RRD,可在视网膜下形成增生条索。牵拉 RRD 常见于 PDR 和穿通性眼外伤等。

3.辅助检查

(1)荧光素眼底血管造影(FFA):FFA 对 TDR 的病因诊断有帮助,只要屈光间质透明,常规做 FFA 可显示很多具有确诊意义的阳性表现。

(2)超声波检查:对屈光间质混浊患者,B 型超声波检查有利于了解玻璃体混浊和增生情况、视网膜脱离和收缩情况及是否合并脉络膜脱离,有重要的临床意义。

(3)OCT:在黄斑水肿、脱离、黄斑前膜及脉络膜新生血管方面,OCT均能清楚地显示这些病变的部位和范围。

(五)诊断和鉴别诊断

1.诊断

有视网膜脱离,无视网膜裂孔,视网膜前或周边部有白色增生膜与视网膜牢固粘连牵拉,可确诊 TDR。玻璃体内先有白色增生膜牵拉视网膜脱离,后来形成视网膜裂孔,可确诊牵拉 RRD。还应根据眼底的其他病变,进行 TDR 病因诊断。B 型超声波检查见有帐篷状视网膜脱离图形,可确诊。FFA 有助于 TDR 的鉴别诊断。

2.鉴别诊断

临床上具有典型的原发病变引起的 TDR 很容易诊断,但在 RRD 引起的增生性玻璃体视网膜病变和外伤性增生性玻璃体视网膜病变,往往伴有玻璃体腔和视网膜表面白色机化膜形成,对视网膜也产生牵拉,需要同 TDR 进行鉴别诊断。

(1)增生性玻璃体视网膜病变:视网膜脱离达锯齿缘,有星状或弥漫性视网膜前膜,将视网膜牵拉成多个放射状视网膜固定皱褶,仔细检查可见到视网膜裂孔。TDR 多是局限性视网膜脱离,增生前膜与视网膜呈点状或条状黏连,多数视网膜脱离呈帐篷状,常伴有原发疾病表现,如玻璃体积血、视网膜血管改变、视网膜出血和(或)渗出等。

(2)外伤性增生性玻璃体视网膜病变:有眼外伤病史,玻璃机化膜与穿通或破裂伤口粘连,牵拉附近的视网膜脱离,可有视网膜裂孔或无视网膜裂孔,很容易和无外伤史的 TDR 相鉴别。

(六)治疗

1.药物治疗
主要是治疗原发疾病。

2.激光治疗
激光治疗是针对屈光间质透明和视网膜脱离没有累及黄斑的患者,通过激光光凝无血管区和新生血管区,减轻增生组织的牵拉和预防视网膜脱离范围扩大。

3.玻璃体手术治疗
手术适应是:①有黄斑前膜;②TDR 累及黄斑;③伴玻璃体浑浊或积血致眼

底窥不清;④牵拉 RRD。通过玻璃体手术,清除混浊的玻璃体,剥离视网膜前增生膜,解除玻璃体增生膜对视网膜的牵拉,复位视网膜。

三、渗出性视网膜脱离

渗出性视网膜脱离(exudative retinal detachment,ERD)的特征是有视网膜下积液,但缺乏视网膜的裂孔和增生牵拉。多种眼科疾病可引起视网膜下积液。在本节仅对 ERD 的共同点进行讨论。

(一)病因与发病机制

ERD 是发生在各种血管性,感染性或者肿瘤性眼部疾病及一些全身病的眼部表现。血视网膜屏障功能异常是发生 ERD 的主要原因,包括视网膜血管内皮细胞组成的内屏障功能异常和 RPE 组成的外屏障功能异常,这两种屏障功能的任何一个被损伤就可能发生液体渗透性增加,超过正常的 RPE 泵的功能,液体聚集在视网膜下而发生 ERD。

1.炎症性

视网膜血管炎和葡萄膜炎均可释放大量炎症因子,引起视网膜血管内皮细胞和(或)RPE 功能异常,大量的渗出液进入到视网膜下,形成不同程度的视网膜脱离,轻者仅黄斑区脱离,如视网膜血管炎和视神经视网膜炎等;重者视网膜高度隆起,如葡萄膜大脑炎和后巩膜炎等。炎症病变常伴有玻璃体炎症细胞或玻璃体白色尘样混浊。视盘常不同程度累及,表现视盘充血和边界不清。

2.血管性

(1)高血压和糖尿病均可损伤视网膜血管内皮细胞,引起血管外渗增加。Coats 病是一种至今原因不明的毛细血管异常扩张和渗出性疾病。

(2)脉络膜小动脉循环障碍,引起 RPE 功能异常,大量脉络膜液体进入视网膜下腔,造成局限性视网膜脱离。

(3)视网膜下新生血管形成,新生血管渗漏而导致后极部视网膜下液积聚,造成局限性视网膜脱离。

3.肿瘤性

如脉络膜黑色素瘤、脉络膜血管瘤及脉络膜转移性肿瘤等。因为肿物将视网膜向前推起而形成实体性视网膜脱离。并因局部组织反应,渗出液蓄积在神经上皮层下而形成 ERD。视网膜下液量多时,往往掩盖肿瘤的真实外观,对诊断造成困难。另外,在冷冻治疗肿瘤过程中,如脉络膜血管瘤,长时间反复冻融,术后可出现视网膜下液增多,视网膜脱离加重。

4.眼外伤及内眼手术

穿通性眼外伤或内眼手术引起眼压急剧下降而导致络脉膜脱离时,可伴发ERD。视网膜脱离手术封闭视网膜裂孔、冷冻过量时,也会发生渗出性视网膜脱离。广泛视网膜激光治疗,损伤大量RPE,外屏障功能受损,脉络膜液体通过受损RPE进入视网膜下,引起视网膜下液体聚集,也可出现ERD。

5.先天性

如家族渗出性玻璃体视网膜病变,周边视网膜出现新生血管,小量渗漏呈黄白色渗出灶,大量渗出导致局部渗出性网膜脱离。

6.其他

中心性浆液性脉络膜视网膜病变是因为RPE发生损伤,脉络膜毛细血管的渗出液通过色素上皮达到视网膜下,形成视网膜脱离。而葡萄膜渗漏综合征因巩膜、脉络膜上腔和视网膜下液富有蛋白,巩膜组织因蛋白多糖的堆积而增厚,使涡静脉回流受阻,并妨碍脉络膜上腔富有蛋白液体透过巩膜向眼外弥散。寄生虫所致视网膜脱离(如猪囊尾蚴)在视网膜神经上皮层下时,可以并发ERD,脱离位于囊样的虫体之前及其周围。白血病引起视网膜脱离的病因及发病机制尚不清楚,因素可能很多,许多因素又相互联系和影响。血液中白细胞的数量和质量的改变,致血管扩张,血流缓慢,造成血流阻滞和淤积,视网膜发生水肿、出血和渗出。

(二)临床表现

ERD的临床表现与RRD不同。

1.症状

往往伴有原发疾病的症状,视力下降缓慢和隐匿。累计黄斑者,有视物变形、变色或中央黑影,或视力急性下降。有玻璃体混浊的患者可感觉到有飞蚊症。

2.体征

(1)眼球前段改变:绝大多数患者眼前段无异常,少数后巩膜炎和葡萄膜炎患者,可出现角膜后沉着物、房水混浊,虹膜后粘连等。

(2)玻璃体改变:玻璃体可有液化和后脱离,但一般透明无增生。葡萄膜炎症引起的ERD,常伴有玻璃体白色混浊和色素颗粒。少数血管病变引起的,可伴有玻璃体内增生,如Coats病。

(3)渗出性视网膜脱离的特点:①视网膜呈弧形灰白色隆起,表面光滑无皱纹。病程长也很少发生视网膜表面的皱缩和固定皱襞。②视网膜下液呈游走性,受重力作用,直立时视网膜脱离位于下方,仰卧时脱离位于后极部。然而,量少的视网膜下液并无移动性,常位于原发病部位。较多的视网膜下液,在下方形成两个半球状视网膜脱离,在6点位形成一放射状的凹折。视网膜脱离可以极其浅的难以发现(如视盘小凹),可以大量脱离到晶状体后。有些少量脱离位于下方周边,不仔细检查很容易遗漏。有些视网膜下液较透亮,可透见液内的一些颗粒和脉络膜血管纹理,有些较混浊,含有结晶物(Coats病)。绝大多数病变为单眼,有些系统性疾病,如胶原性血管性疾病、葡萄膜大脑炎等,表现为双眼ERD,且双侧多为对称性病变。

(4)视网膜下增生:视网膜脱离时间长的患者,可出现视网膜下增生,形态无规律,可是长条状,也可是幕状或星状。颜色可是灰白色、淡黄色或带色素。Coats病还可引起瘤样增生,形成单纯与视网膜或与脉络膜粘连的肿物。

(5)原发疾病表现:有些ERD的病因很清楚,在常规眼底检查时就可发现相应体征,如炎症、血管性疾病和肿瘤。然而,大多数病例的体征并不明显,必须借助一些辅助检查来确诊原发疾病。

3.辅助检查

(1)体位试验:在无明显视网膜增生,又没有见到视网膜裂孔的患者,应常规做体位试验,以区别是否为ERD。检查方法:让患者仰卧30分钟,在床边用间接检眼镜或直接检眼镜检查眼底,如果视网膜脱离变成围绕视盘,试验为阳性;如果原脱离位置变化不大,试验为阴性。大量视网膜下液的ERD常为阳性,RRD和TDR常为阴性。

(2)眼底血管造影:FFA可观察视网膜血管的充盈及渗漏情况,而吲哚青绿脉络膜血管造影(ICGA)可见到脉络膜新生血管的高渗漏情况,在ERD诊断和鉴别诊断中具有重要意义。对不明原因的视网膜脱离,应常规做FFA和(或)ICGA检查,可显示很多具有确诊意义的阳性体征。

(3)OCT:可区别黄斑区隆起是神经上皮还是色素上皮脱离,或者是两者均存在。还可用于黄斑部病变的诊断和鉴别诊断,在黄斑水肿、劈裂、脱离、黄斑前膜及脉络膜新生血管方面,OCT均能清楚地显示这些病变的部位和范围。

(4)超声波检查:对病因不明确的视网膜脱离患者应常规做B型超声波检查,直立时视网膜下液位于下方,仰卧时位于后极部是ERD特征性表现。另外,可发现是否有实体肿瘤或包块,并能确定其部位。还能检测眼球大小和脉络膜是否有脱离,对一些疾病的鉴别诊断有帮助。UBM的分辨率较B型超声波高,可观察其周边网膜和睫状体情况。根据葡萄膜的UBM图像,明确是否有脉络膜和睫状体炎症、水肿和脱离等。

(5)其他影像学检查:CT 和 MRI 可用于肿瘤引起的 ERD 的鉴别诊断。

(三)诊断和鉴别诊断

1.诊断

临床上,见到位于下方的光滑形状视网膜脱离,较重的呈两个泡状,随着体位变动视网膜下液呈游走性,可确诊为 ERD。ERD 是多种疾病的共同表现,应通过临床表现和辅助检查,确立视网膜脱离的原发疾病,有针对性的进行治疗。

2.鉴别诊断

ERD 除了需要同各种原发疾病相鉴别外,还应同裂孔性、牵拉性和出血性视网膜脱离相鉴别。

(1)裂孔性视网膜脱离:是临床上最容易和 ERD 相混淆的疾病。发现视网膜裂孔和视网膜表面皱纹或皱褶,很容易确诊为 RRD。然而,在一些不典型的小裂孔和裂孔隐藏在不容易观察到的地方(如锯齿缘和睫状体上皮裂孔),长期的视网膜脱离也位于下方,而且视网膜脱离也表现光滑无玻璃体增生,呈两个泡状隆起。这些病例,应先散大瞳孔,用三面镜仔细检查眼底,没有发现裂孔,再用压陷单面镜检查锯齿缘和睫状体平坦部;如果还没有发现明显裂孔,接着做体位试验,体位试验阳性可基本确诊为 ERD。另外,还有一个体征可间接提示为RRD。玻璃体内色素颗粒仅见于两种情况,葡萄膜炎和 RRD,色素颗粒来源于视网膜色素上皮层。如果见到玻璃体腔内色素颗粒,无葡萄膜炎表现,可基本确诊为 RRD,应通过各种手段寻找视网膜裂孔。

(2)牵拉性视网膜脱离:TDR 典型临床表现是脱离的视网膜呈帐篷状,很容易和 ERD 相鉴别。牵拉的部位是帐篷的顶,其他部位呈弧形向眼球壁凹陷,与ERD 的向玻璃体腔弧形隆起不同。即使在见不到眼底的病例,B 型超声波图形也能大致区别牵拉性和渗出性视网膜脱离,前者的视网膜脱离图形呈帐篷状,后者呈弧形向玻璃体腔的半球状。

(3)出血性视网膜脱离:暗红色的出血位于视网膜下,为实性视网膜脱离,B型超声波检查视网膜下腔充满高回声实体杂波,很容易和 ERD 的游走性视网膜下液相区别。

(四)治疗

主要是针对原发病因治疗,部分 ERD 在原发病因解除后,视网膜可自行复位。原发疾病的治疗包括药物、激光和手术。

四、出血性视网膜脱离

血液进入视网膜神经上皮下间隙,引起视网膜神经上皮层和 RPE 分离,称为出血性视网膜脱离(hemorrhagic retinal detachment,HRD)。视网膜下出血(subretinal hemorrhage,SRH)从本质上与 HRD 是一致的,但出血量不同,HRD 更偏重于多量出血,临床上一般将出血范围≥2 个视盘直径(或出血范围大于或等于 3 mm)者称之为 HRD,而出血量较小的则称之为 SRH。

(一)病因与发病机制

1.病因

多种疾病可引起 HRD,因其既有视网膜脱离,又混杂了出血因素,而且多波及黄斑区,所以视网膜损伤的机制更复杂、更严重。HRD 总体可归纳为外伤性和自发性两种。

(1)外伤性 HRD:多因为穿通性和非穿通性脉络膜破裂、手术刺激、不当眼底激光治疗和手术引起眼压变化等,损伤眼部血管系统导致多量血液进入视网膜下即发生 HRD 或以后继发于 CNV 的 HRD。眼球穿通伤引起的 HRD,视网膜下出血量大,视网膜脱离范围广,而且可能同时伴有玻璃体出血、眼内异物、眼内感染等其他并发症,因而视力预后差。

(2)自发性 HRD:病因更复杂,包括脉络膜新生血管、视网膜血管疾病、感染、营养不良、炎症、拟眼组织胞浆菌病综合征、糖尿病视网膜病变、特发因素及全身性血管疾病等病因均可引起。正常眼玻璃膜在脉络膜血管和覆盖其表面的 RPE 之间存在生理屏障,上述疾病使玻璃膜的屏障功能削弱,脉络膜毛细血管束向眼内生长,以后纤维血管组织在视网膜下增生,长入视网膜下腔。这些新生纤维血管组织破裂出血而导致 HRD。年龄相关性黄斑变性(AMD)所致的 HRD 的病理改变,除 HRD 导致的改变外,还包括 RPE 的变薄、RPE 细胞基底膜间囊样物质增加、颗粒状物沉积、玻璃膜的增厚钙化、光感受器细胞的萎缩,因而 AMD 引起的 HRD 视力预后最差。而高度近视所致 HRD 是因为变薄的脉络膜和 RPE 及漆裂纹使 CNV 进入视网膜下引起视网膜下出血,其出血量一般较少,部分可自行吸收。

2.致病机制

视网膜下出血对视网膜的损害推测有以下因素。

(1)血液的毒性作用和铁离子的毒害:毒性作用主要通过多种不同的物质引起,在血液吸收过程中,红细胞被巨噬细胞、少量 RPE 和 Müller 细胞吞噬后,能产生含铁血黄素,其代谢后,转化为铁蛋白,释放的铁离子对视网膜和脉络膜血管产生毒性作用,促使光感受器和 RPE 细胞的凋亡。数月后的视网膜外层的萎缩也和铁离子有关。此外,铁离子的毒性与时间和剂量有累积效应,视网膜下血液中还包括促 RPE 细胞有丝分裂的物质,这种物质与 CNV 的形成有关。

(2)血凝块的营养阻隔作用:RPE 的一项主要功能就是从脉络膜血管获取营养物质及氧气供应视网膜外层,并转运视网膜和 RPE 的代谢产物,视网膜下的出血组成一种弥散屏障,阻碍营养物质的吸收、转运和干扰光感受器与色素上皮的代谢产物的交换。

(3)血凝块收缩的机械牵拉作用:在血块吸收过程中,纤维蛋白的收缩可对视网膜产生牵拉,在猫的模型中,Toch 等通过组织学证据发现,当向视网膜下注射血液 25 分钟后,凝血产生的纤维蛋白呈蜂巢状包裹视网膜光感受器外层。1 小时后,这些光感受器外层从视网膜上被撕成小片状。7 天后,视网膜内层、外层及 RPE 均出现严重的变性。

(4)牵拉视网膜成皱褶:出血可导致纤维组织形成,收缩引起视网膜皱褶。

(5)玻璃体积血:在视网膜下突然大量出血,引起视网膜下腔压力陡然增加,在视网膜最薄弱的中心凹处穿破内界膜,进入玻璃体腔,引起玻璃体积血。视网膜下腔压力释放后,中心凹处内界膜具有再生能力,可自行愈合。这就是手术中见不到黄斑裂孔的原理。

(二)临床表现

最常见的出血性视网膜疾病是 AMD、特发性息肉状脉络膜血管、糖尿病视网膜病变和眼外伤,其他类型的 HRD 少见。

1.症状

多表现为突然视力下降,中心暗点或相应的视野缺损,同时还伴有引起出血的原有疾病的症状。视力一般多在指数及更差。少数出血远离黄斑区时,患者症状不明显,可保持很好的中心视力。

2.体征

(1)眼底表现:典型的眼底表现为没有裂孔的视网膜增厚、隆起,颜色可为鲜红色、暗红色,当出血量很大时,可变为暗绿色,视网膜隆起可为弥散的扁平状或较为局限的边界不清的扇贝形,严重者整个视网膜全部隆起。早期,血细胞下沉,可见到“船形”的视网膜下出血液平面,平面以上是没有血细胞的血清。病程长的患者,视网膜下可有黄白色块状物,为血凝块中的血色素分解后的凝集物,早期是泡沫状,水分被吸收后呈饼干状,边界清楚。

(2)玻璃体积血:视网膜出血量多的患者,血液进入玻璃体腔,玻璃体混浊和浓缩,早期呈暗红色,以后转变成灰黄色。

3.辅助检查

FFA、ICGA、超声检查和 OCT 对发现病因很有帮助。

(1)FFA:视网膜下出血常遮盖脉络膜背景荧光,视网膜血管过度显影可能是视网膜大动脉瘤。CNV 引起的 HRD,常在造影早期出现一小块不规则的脉络膜荧光增强区,造影晚期渗漏荧光。这种显示只有 CNV 在出血边缘或视网膜出血很少和视网膜隆起不高时才能被发现。

(2)ICGA:用于确定 CNV,可以较好显示被出血和渗出遮盖的隐匿性新生血管,在造影晚期出现不断增强的斑块状强荧光区。

(3)超声波检查:玻璃体混浊致眼底不能检查患者,超声波检查有诊断价值。A 型超声波检查时,视网膜下出血表现为峰值(脱离视网膜)后的低回声区,当出现较厚血凝块时,其回声可能超过视网膜。B 型超声波可见视网膜下出血块呈中等回声的视网膜下暗区,有些可在黄斑区出血隆起表面见到放射状高回声,是视网膜下出血进入玻璃体留下的痕迹。当存在漏斗形视网膜脱离时,漏斗尖端将出现强回声,血块溶解时能区分出血块的层次。同时超声波检查还可发现是否有实体肿瘤或包块,并能确定其部位。还能检测眼球大小和排除是否有脉络膜脱离,对一些疾病的鉴别诊断有帮助。

(4)OCT:可用于黄斑部病变的诊断和鉴别诊断,对黄斑区视网膜脱离、黄斑前膜及脉络膜新生血管方面,OCT 能清楚地显示这些病变的部位和范围。

(三)诊断和鉴别诊断

1.诊断

突然出现的视力下降或视物变形及中心暗点,眼底检查发现视网膜隆起、视网膜下鲜红或暗红出血,可确诊。详细询问发病原因和既往史,做相关辅助检查,对明确病因有帮助。

2.鉴别诊断

HRD 需和下列眼底疾病鉴别。

(1)驱逐性脉络膜上腔出血(superachoroidal hemorrhage,SCH):是脉络膜与巩膜的潜在间隙内突然聚积大量血液引起的脉络膜脱离。发生原因与手术中有较大开放切口及术中眼压突然下降有关,术中见到脉络膜进行性隆起,伴或不伴患者烦躁、剧烈眼痛、头痛、恶心和呕吐,视力突然锐减至手动或光感,严重者立即丧失光感。术后超声波显示脉络膜高度脱离,脉络膜上腔内呈杂乱高回声。

很容易和没有手术的 HRD 相鉴别。

（2）脉络膜出血：由于有视 RPE 的遮挡而呈现暗绿色隆起，B 型超声波和 ICGA 造影可以明确出血部位，OCT 检查可显示出血位于 RPE 层下方。

（3）脉络膜黑色素瘤：在眼底形成含黑色素的隆起，肿瘤厚度大于 4 mm 时常呈分叶状和半球形隆起，往往伴有 ERD，肿瘤生长厚度大于 5 mm 时可突破 RPE，进入视网膜下间隙，进而穿破视网膜；偶尔播散至玻璃体腔，引起玻璃体积血。①FFA 检查：早期肿瘤低荧光，动静脉期肿瘤开始显影，较大的肿瘤有肿瘤内部循环（双循环）、广泛的渗漏和强荧光点，晚期肿瘤高荧光。②ICGA 检查：早期肿瘤区低荧光，随后出现肿瘤血管渗漏荧光，晚期肿瘤呈现高荧光。而 HRD 为遮蔽荧光，可与脉络膜黑色素瘤相鉴别。

（四）治疗

1.药物治疗

大多数眼外伤出血或稀薄的黄斑下出血均可在几周内吸收，不产生 HRD，不需手术治疗。可以给予口服或静脉注射活血化瘀药物治疗。

2.抗 VEGF 治疗

对于 CNV 形成病例，给予玻璃体腔注射抗 VEGF 或光动力疗法。

3.手术治疗

手术目的在于清除玻璃体及视网膜下积血，改善 HRD 患者的预后，使视网膜复位，挽救患者的视功能。手术处理 HRD 的指征包括：①累及后极部的大量 HRD；②稠密的出血引起视网膜裂孔；③泡状视网膜脱离。

从报道的手术结果来看，手术清除黄斑下出血的效果一般都不好。除了视网膜下出血的毒性作用外，外伤损伤或手术本身对脆弱的黄斑结构也可能产生损伤，在清除出血时多将 RPE 层带出。所以，必须权衡 HRD 手术的利弊。

第六章

斜视及弱视

第一节　眼球震颤

一、概述

眼球震颤是指两眼有节律地不随意地往返摆动。这是一种与视觉、迷路及中枢等控制眼球位置有关的因素所致眼位异常，也是为适应身体内外环境改变而出现的代偿性动作。

二、病因与分类

(一)眼性眼球震颤

眼性眼球震颤指黄斑部中心视力障碍使注视反射形成困难而形成的眼球震颤。

1.生理性注视性眼球震颤

本型包括斜性眼球震颤、视觉动力性眼球震颤和隐性眼球震颤等。

2.病理性注视性眼球震颤

本型包括盲性眼球震颤、弱视性眼球震颤、职业性眼球震颤等。

(二)前庭性眼球震颤

(1)迷路性眼球震颤。

(2)前庭神经损伤性眼球震颤。

(三)中枢性眼球震颤

本型为炎症、肿瘤、变性、外伤、血管性疾病引起前庭或其与小脑干的联系通路发生中断所致的眼球震颤，多为冲动或水平性眼球震颤，一般无眩晕症状，但有时出现震颤性复视。

(四)先天性特发性眼球震颤

本型多为冲动性或水平性,注视时更明显,无明显器质病变。视力下降多为物像震颤所致。因此,在慢相方向某一区内可出现震颤减轻现象,即休止眼位时,此处可明显提高视力。

三、临床表现

(一)震颤的形式

眼球震颤的形式有冲动性和摆动性两种。

1. 冲动性眼球震颤

冲动性眼球震颤是眼球双节律性地呈不等速度的向两侧运动,以慢相向一侧转动,然后再以快相向相反方向转动。通常以快相作为眼球震颤的方向。

2. 摆动性眼球震颤

摆动性眼球震颤是眼球自中点向两侧摆动,其运动幅度和速度相等,无快慢相之分。

(二)震颤的方向

眼球震颤的方向有水平性、垂直性、旋转性、斜动性和混合性,其中以水平性为多见。

(三)眼球震颤的自觉症状

先天者因注视反射尚未发育,一般无自觉症状,后天者成年以后可出现自觉症状。

1. 视力减退

由于黄斑发育不好或因震颤引起的混乱不利于黄斑进行注视,注视反射不能发展。

2. 物体运动感

视外界物体有动荡感、眩晕、恶心、呕吐,常把不动的物体感觉为不停地往返移动。

3. 复视

中枢性眼球震颤多有震颤性复视。

(四)代偿头位

头转向眼球震颤侧常伴有先天性白内障或白化症等,有明显的视力障碍,震颤的形式多为速度相等的摆动性、水平性震颤。后天性常为垂直性或旋转性震颤。

四、治疗

(一)病因治疗

眼球震颤不是一个独立的疾病,而是一种临床表现。因此首先要针对病因进行对症治疗。

(二)手术治疗

对先天性特发性震颤,可采取手术治疗。将其休止眼位移向正前方,以增进视力,减少或抑制眼球震颤的出现。其方法是先确定休止眼位,然后将两眼的内外直肌各按 5 mm、6 mm、7 mm、8 mm 加强或减弱进行移位,使休止眼位移至各正前方。

第二节 隐 斜

隐斜是可以用两眼单一视维持两眼正常眼位,只有破坏两眼单一视(如遮盖法)时眼球才呈内斜视或外斜视。在临床上遇到的显斜,往往是从隐斜发展而来的。

隐斜患者用眼过度后会出现眼疲劳症状,如头痛、眼痛、复视、恶心、呕吐等,医师应当详细地询问其病史并做细致的检查。

一、隐斜的检查法

(一)遮盖法

1.遮盖法的目的与意义

(1)通过遮盖试验,发现眼球运动异常与否。

(2)判定眼位异常的性质及量(如内隐斜或外隐斜等)。

(3)确定固视状态如何。

2.遮盖检查法

检查者与被检者相对而坐,并保持检查者与被检者眼位在同一水平线上,两者相距 30 cm,固定好头位不变,检查者用宽 5～6 cm、长 10～15 cm 不透明板作为遮眼板,一般须检查视远与视近两种距离的眼位。

在检查时需要用两种视标,近距离视标可用取帽的电筒光或用任何小圆形卡片,远距离目标可用蜡烛光或者窗外任何目标(约 5 m 远)。

检查时,检查者用遮眼板挡住患者一眼后,迅速移到另一眼,此时观察眼位和眼球从被遮眼取消遮盖时的运动方向(如取消遮眼时眼球从内向外运动则为内隐斜)。遮盖及移去遮盖时出现如下结果。

(1)不论何眼被遮盖及移去遮盖,该眼不动,此为正位眼。

(2)不论何眼被遮盖及移取遮盖,见该眼移动,则有隐斜存在。

(3)不论何眼被遮盖,见其另一眼有移动或移去遮盖时两眼都有移动,证明被遮盖眼为斜视的固视眼,用遮盖法时出现眼球运动,其偏斜度 2$^\triangle$ 以上。

(4)根据移去遮眼板时,眼球移动的方向可分为:眼球由内向外运动者为内隐斜,眼球由外向内运动者为外隐斜,眼球由上向下或由下向上运动者为垂直隐斜;如左眼为斜视的固视眼,当遮盖左眼时右眼固视,移去遮盖时,因再用左眼固视,故可见两眼移动,此种情况出现在两眼交替性斜视。

(5)检查视近距离眼位与视远距离眼位的意义:用遮盖法检查近距离眼位时,外隐斜程度小于远距离的斜视程度,为分开过强型外隐斜,反之为辐辏功能不足型外斜;如近距离内斜度大于远距离内斜视度时,为辐辏过强型内隐斜,反之为分开不足型内隐斜。

(6)用遮盖法检查,发现正视眼被遮盖时,斜视眼不能固视眼前目标,证明斜视眼不能固视。

(7)当交替性内隐斜移去左眼遮盖时,在两眼协调下,右眼持续保持着固视。此种斜视,在两眼竞争下,可以取得任何一只眼中心固视,即双眼交替固视,当外隐斜时,只是眼位和移动方向与内隐斜相反(图 6-1)。

(二)三棱镜遮盖试验

三棱镜遮盖试验是利用三棱镜折射功能,即通过三棱镜的光线向基底部折射,物像向尖端方向移动的原理。在检查隐斜时,三棱镜的尖端朝向眼球偏斜方向并置于眼前。用遮盖法查隐斜度,于遮盖固视之前先放三棱镜,当移上遮盖时眼球仍然运动,则增加三棱镜度数,直到移去遮盖眼球为止,此时,三棱镜的度数为隐斜度数(图 6-2)。

检查时,可用单个三棱镜块,用三棱镜串镜较方便,检查者因用一手持三棱镜,另一手持遮眼板,因此,固视目标由患者自己拿或助手拿。

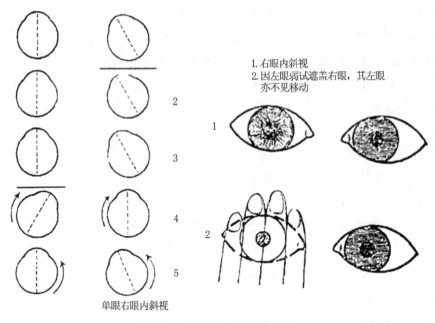

1. 右眼内斜视
2. 因左眼弱试遮盖右眼，其左眼亦不见移动

单眼右眼内斜视

图 6-1　遮盖法示意图（左内斜）

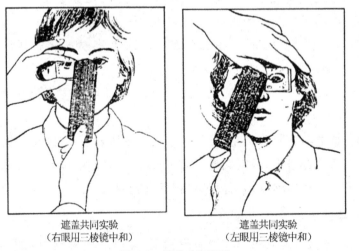

遮盖共同实验
（右眼用三棱镜中和）

遮盖共同实验
（左眼用三棱镜中和）

图 6-2　遮盖共同实验

　　用三棱镜加遮盖法检查内隐斜视时，三棱镜的基底向外侧方向，外隐斜时基底向内侧方向，上斜位时三棱镜的基底向下，下斜位时基底向上，如遇水平斜位合并垂直斜位者三棱镜的基底向内、外、上、下合并使用。

（三）Maddox 小杆检查法

　　小杆为一根或数根并排的玻璃圆柱构成，嵌装于金属小框内（图 6-3）。

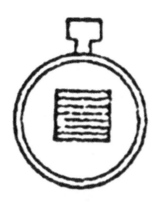

图 6-3　Maddox 小杆

检查时,被检者通过 Maddox 小杆看点状光源则成一条光线,线条光与小杆的方向呈垂直,被检者用两眼固视点状光源,于一眼前放 Maddox 小杆,则于两眼视网膜上形成截然不同的影像,从而妨碍其发生融像。本检查法为自觉检查法。

检查法:本检查在半暗室中进行,做远距离(5 m)与近距离(0.5 m)两种距离检查。如检查水平斜视,则 Maddox 小杆水平放在一眼前,如检查垂直斜视,则将小杆垂直方向放在一眼前。此时,Maddox 小杆侧眼前出现的细条光线,出现如下情况:如被检眼为外斜视,Maddox 小杆线条在光源的对侧,被检眼为内斜视时线条在光源的同侧,上斜者线条在光源的下边,下斜者为光源上边。

为了测定隐斜量,可以同时用 Maddox 小杆和正切尺(图 6-4)。其检查方法同前,只在正切尺中心安放小电光,用 Maddox 小杆水平放在斜视眼前时,出现小细线条能准确地读出细线条在正切尺的位置。比如,右眼内斜视时,将Maddox 小杆放在右眼前,注视正切尺中央的电光时,细线条在正切尺右侧某位置上,此时令患者读此位置的数,即内隐斜度。

如有旋转性隐斜时,在两眼前放置水平方向小杆,两条线相重合时出现倾斜,用三棱镜重合为一条线时可知其度数。

检查 Maddox 小杆注意事项:①将戴小杆眼用手遮盖,使另一眼固视光源后,询问移去遮盖后线条光的位置。②如欲测量隐斜度,可用正切尺测量远、近距离隐斜度(图 6-5),以分清不同种类斜视。比如,在内隐斜情况下,近距离内斜度大于远距离内隐斜度,则为辐辏过强型内隐斜,远距离内隐斜度大于近距离内隐斜度为分开不足型内隐斜;在外隐斜时,近距离外隐斜度大于远距离外隐斜度为辐辏不足型外隐斜,远距离度大于近距离者为分开过强型外隐斜,近距离检查因调节参与其结果不同,应反复检查。

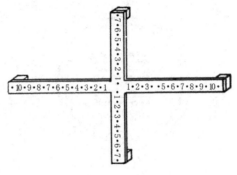

图 6-4　正切尺

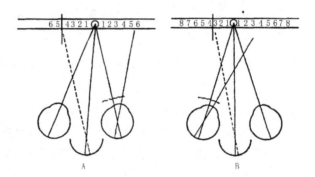

图 6-5　水平隐形 Maddox 小杆检查法

A.右眼外斜;B.右眼内隐斜

(四)眼肌力检查法

眼肌力计又称为隐斜测量器,利用此法测量隐斜程度及各肌的肌力。其主要结构有瞳孔距离调整仪、水平仪、旋转三棱镜、Maddox 小杆及其附加的一组凸凹及散光镜片。

检查前,要调整瞳孔距离,矫正屈光不正,于 30 cm 处及 5 m 处做一目标光点。其主要应用方法有如下几种。

1.Maddox 小杆检查法

将 Maddox 小杆垂直放于左眼前,令其两眼同时注视 5 m 处或 30 cm 处的光点(必须检查远近两个距离),此时右眼所见为正常光点,左眼所见为一条水平光线。如两眼垂直肌力平衡,水平直线必然穿过光点(图 6-6A);如水平直线位于光点之上,则为右眼上隐斜(图 6-6B);如水平直线位于光点之下,则为左眼上隐斜(图 6-6C),继续用旋转三棱镜放于眼前,转动三棱镜方向至光点恰好与水平直线一致,从刻度上可读出隐斜的三棱镜度数。再将 Maddox 小杆水平置于左眼前,则右眼所见为光点,左眼所见为一垂直光线,如光线穿过光点则无水平隐斜,如光线位于光点左侧为内隐斜,如光线位于光点右侧为右眼外隐斜。同样,用旋转三棱镜位于眼前,转动三棱镜至光点恰好在垂直光线上,从刻度上可读出隐斜的三棱镜度。

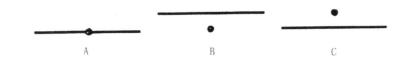

图 6-6　两眼直肌实验

2.单眼直肌试验

因眼外肌平衡失调可见两眼,亦可见于单眼,故常须在两眼分别检查 5 m 及 30 cm 处的眼肌肌力,将旋转三棱镜置于右眼前,零度对准水平方向后再将指标向上移动到 8$^\triangle$ 处,使成一基底向上 8$^\triangle$ 三棱镜,让垂直方向无法融像。此时,右眼注视的下方光点与左眼注视的上方光点同在一垂直线上,则右眼无水平肌肉不平衡现象。如下方之像位于上方像的右侧,则为右眼内隐斜,如下方之像位于上方像的左侧,则为右眼外隐斜。若要测量其隐斜度,可将旋转三棱镜放于左眼前向外或向内旋转指标,至上下两像位于同一垂直线上时,其指标所指的度数即为右眼隐斜的三棱镜度。用同样方法测量左眼眼外肌水平平衡。

测量右眼垂直肌肉平衡,将旋转三棱镜置于右眼前,零度对准垂直方向之后,再将指标向内侧移动到 12$^\triangle$ 处(成一基底向内 12$^\triangle$ 三棱镜),使物像向尖端移位超出融像能力之外,故成水平复像。此时,右眼所见的像在右侧,左眼所见的像在左侧,如两光点在同一水平面上,则无垂直斜隐;如右侧光点较左侧像低,则为右眼上隐斜;如光点较左侧像为高,则为右眼下隐斜。但习惯上不用下隐斜名称,而用左眼上隐斜名称,继续用旋转三棱镜上下移动,至两光点位于同一水平时,指标所指的度数为隐斜的三棱镜度。用同样方法测量左眼眼外肌垂直平衡。

3.单眼斜肌试验

将旋转三棱镜的指标向上至 8$^\triangle$ 处,使之成为基底向上 8$^\triangle$ 三棱镜。其次于左右眼前皆放置轴向垂直的 Maddox 小杆。此时,右眼所见光线平行的位于左眼光线之下,则右眼无旋转性隐斜存在(图 6-7A)。若左眼所见较高的光线保持水平方向,而右眼所见的较低的光线有倾斜,则右眼有旋转性隐斜存在

（图 6-7B）。用同样方法检查左眼有无旋转隐斜（图 6-7C）。

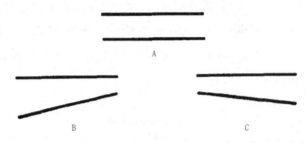

图 6-7　单眼斜肌实验

A.无旋转斜隐；B、C.右眼有旋转斜隐

如将倾斜的 Maddox 小杆旋转至上下两条光线平行时，其 Maddox 小杆镜所指的度数，为旋转隐斜度。

4.斜肌融像试验

于两眼前放置 Maddox 小杆，其轴向水平，正常者见其为一条垂直光线（图 6-8A），如欲测量右眼上斜肌肌力，将右侧 Maddox 小杆向内下旋转，至一条光线分开呈交叉形为止，此时其指标所指的度数，即右眼上斜肌的肌力；如将指标向外下侧旋转，至光线分裂成交叉形为止，此时其指标所指度数为右眼下斜肌肌力。正常斜肌的融像力为 5～20 弧度（图 6-8B、C）。

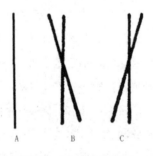

图 6-8　斜肌融像实验

5.融像范围试验

将眼肌力计置患者两眼前，在 5 m 远处放一蜡烛光。然后，将旋转三棱镜由 0°旋转至烛光变为二个时，记录其度数。如此检查一眼四个方向之后，再检查另一眼。在查完远距离后再查近距离。正常人的开散与辐辏时融像范围依远近而异。Kramer 用旋转三棱镜测量开散和辐辏的正常值为如下所示。

开散 $\begin{cases} \text{远距离 } 6^{\triangle} \sim 8^{\triangle}\text{基底向内} \\ \text{近距离 } 16^{\triangle}\text{基底向内} \end{cases}$

辐辏 $\begin{cases} \text{远距离 } 6^{\triangle}\sim20^{\triangle}\text{基底向外} \\ \text{近距离 } 30^{\triangle}\sim40^{\triangle}\text{基底向外} \end{cases}$

垂直 $\begin{cases} \text{远距离 } 3^{\triangle}\sim4^{\triangle}\text{基底向上或向下} \\ \text{近距离 } 3^{\triangle}\sim4^{\triangle}\text{基底向上或向下} \end{cases}$

此外,可用大弱视镜检查旋转融像范围,其方法是用约 2°视角的正三角形视标,测量其求心方向(向鼻侧)及远心方向,远心性约为 11.5°,求心性约为 8.4°。

用融像画片检查正常人的开散约为 5°,辐辏为 25°~35°,垂直为 3°~4°。

二、隐斜的分类

(一)内隐斜

眼球有潜在性内斜倾向,多见于远视眼调节力过强者。内隐斜分为以下两种类型。

1.调节过强型

调节过强型即看近距离目标时隐斜度大于看远距离目标时的内隐斜度数。

2.分开功能不足型

分开功能不足型即看远距离目标时内隐斜度大于看近距离目标时的内隐斜度。

(二)外隐斜

眼球有潜在性外斜倾向,多见于近视患者(也可见于轻度远视)少用调节力者。外隐斜分为以下两种类型。

1.辐辏功能不足型

近距离外斜度比远距离外斜度大,并有辐辏功能不足。

2.分开功能过强型

远距离外斜度大于近距离外斜度,辐辏功能正常。

(三)上隐斜

单眼有上斜视倾向,对另一眼来说相对的下斜倾向,上隐斜是可保持正常眼位,当患眼被遮盖时,出现上斜视并多伴有水平性隐斜。

三、共同性隐斜的成因

(一)解剖学因素

1.感觉障碍

由于先天性或后天性某些因素,比如角膜混浊、先天性白内障、玻璃体积血、脉络膜缺损、黄斑部缺损、屈光参差等所形成的感觉障碍因素,影响视网膜结成清晰的物像,无法维持两眼眼位平衡。

2.运动性障碍

眼肌先天异常,包括眼肌本身的发育异常、中胚叶分化不全、眼肌分离不良、眼肌附着部异常、肌肉和肌鞘异常及纤维化所致。此外,眼眶骨解剖学缺陷,或一组眼肌功能过强,另一组拮抗肌弹性减弱等,都可以妨碍眼运动的协调一致,失去两眼眼位平衡关系。

3.中枢性障碍

由于先天或后天因素,神经经路的联系受到干扰或分化障碍,不能形成和维持两眼同时知觉和两眼协调一致,进而出现两眼之间的平衡障碍以致发展为斜视。比如婴儿分娩时,头颅受一定的压力,颅内出现微小出血点,此种小出血点被吸收后不留任何后遗症。然而,此种出血发生在支配眼球运动的神经中枢,可造成神经经路的功能障碍发生斜视,还可能由于视中枢神经核分化不完全,影响眼球运动神经路,无法建立联系,造成眼位失去平衡。

(二)神经支配因素

新生儿由于大脑皮层的功能未完善,对皮层下中枢的控制不够完善,各种反射未建立,故出现辐辏过强现象,即非视性辐辏。以后,由于调节和融像功能的发育,逐渐变成视性辐辏。如果因某种原因,出现过量的神经冲动,使婴儿的辐辏功能过强,则形成辐辏过强型内隐斜或内斜视。另外,由于某种原因,婴儿的精神处于紧张状态(惊吓、强烈的精神刺激),可发生内斜视,有时外斜视可呈内转位,内斜视者内斜度增大,可见大脑皮层通过复杂的神经系统进行眼位调整。因此,神经支配因素的异常,可能是形成斜视的一个重要因素。故认为共同性斜视为核上性疾病,与辐辏开散对抗关系间的障碍及大脑皮质的兴奋和抑制不平衡有关。

(三)神经反射因素

在人的视觉发育期间,各种反射冲动关系到建立正常或异常两眼视觉。首先在先天无条件反射基础上形成新的条件反射,比如在本体感受器基础上建立的单眼反射及单眼反射基础上建立起的调节及辐辏反射、前庭反射途径上的两眼固视反射等。由于一系列视觉反射的建立,当两眼注视物体时,即可由随意眼球运动将物像移至黄斑中心窝,立即引起固视反射、调节反射等反应和进行精确的眼球调整运动,以保持两眼协调一致。

两眼受到类似刺激后,相应的影像接收到每只眼视网膜对应点上,然后大脑皮层融合为单一的印象,如果两个截然不同的刺激投射到两眼后会产生视网膜斗争或单眼抑制。如果神经反射系统发生障碍,眼肌不能发挥正常的调整作用,则不能建立起正常两眼视觉反射,不能建立起两眼单一视,也可能出现两眼分离状态而形成斜视。

(四)融像因素

融像功能是出生后发展起来的。新生儿的视觉功能处于原始状态,黄斑中心窝的功能和周边部视网膜相似,出生后由于外界物像的刺激使黄斑中心窝的功能发育。在出生后 6 个月时有中心固视功能,调节功能 2 岁方可建立起来,但形成精确的完善融像功能和两眼视功能是在 5.5～6 岁。融像功能的发育及趋于完善会更有利于大脑皮层对两眼的控制,使其协调一致,维持两眼视线向同一空间物体固视和融像,形成两眼单一视和具有三维空间的最高级两眼视功能。如果融像功能延迟或不完善,只有原始的两眼相对运动方向的协调,则无法维持视轴向远、近、水平、垂直方向的协调和平衡,从而出现隐斜,可见融像是维持两眼眼位平衡和协调一致的重要因素。

(五)调节因素

新生儿在出生后,因视敏度低看不清物体,睫状肌发育不全,不需用调节。当婴儿发育到2.5～3.5岁时,视网膜有足够的视力敏感度,睫状肌发育较充分,看近目标或远处目标时使用调节力和辐辏,这种过程的辐辏可导致内斜视,称调节性内斜视。但是较高度的远视有未出现内斜视病例,可见调节因素虽在斜视原因中占很重要的因素,但不能是绝对的斜视成因。

能否发生斜视取决于融像功能是否维持两眼球正位,由一定量的调节刺激所引起的辐辏程度(AC/A)的大小。

一般来说,近视眼因少用调节,相对地减少辐辏功能,形成调节性外斜视。但是,近年来文献报道,在外斜视中近视眼的发病率并不高,另外,先天性高度近视的幼儿,因辐辏功能比调节功能发育早,看近距离目标时,辐辏用得多可发生内斜视。

综上所述,斜视的形成不是单一的原因,神经支配因素、解剖因素,融像因素、视反射因素、调节因素间形成不可分割的连锁反应。由于诸因素的弥补或者互相干扰,阻止两眼视功能的发育和眼肌平衡关系形成隐斜或显斜。

四、隐斜的症状

(一)由于持续使用神经肌肉储备力所致症状

(1)头痛、眼睛酸痛:此症状一般在做近距离工作、阅读、做微细工作、长时间操纵计算机、看电视后出现。

(2)改变注视点困难,即看近距离目标后,抬头看远距离目标时视力模糊,在看远距离目标后低头看近距离目标时出现同样现象。

(3)喜暗畏光,在强光下畏光,喜欢戴黑色眼镜,闭眼休息后舒适。

(二)由于不能长时间用两眼单一视引起的症状

如字迹模糊,看书串行,长时间看书可引起头痛,出现间歇性显斜或者间歇性复视。

(三)由于肌肉紧张力改变引起的症状

缺乏肌力传导感,空间定位错误,并且不能从事立体视工作。尤其是选飞行员时,其隐斜度超过 $6^{\triangle}$ 的不能选。

(四)神经反射性症状

恶心、呕吐、结膜经常充血、失眠等。

五、隐斜视的治疗

(一)屈光矫正

在睫状肌充分麻痹下准确地矫正屈光不正,尤其是 16 岁以下少年儿童应当用 1% 阿托品,每天点眼 3 次,连续点 3～7 天,检查屈光状态后,佩戴矫正眼镜。青年、中年以上可用小瞳验光矫正,远视眼有内隐斜时应作充分矫正屈光不正,屈光参差引起的隐斜或有散光者应充分矫正,使之获得清晰的远视力。如果是近视眼引起的外隐斜,应该给予获得清晰远视力的最低镜片,以促进双眼视及融合反射为原则。轻度远视或者远视散光,因调节紧张视力下降并有外隐斜视,应当用远视或远视散光镜片矫正视力,同时应做辐辏训练。

(二)隐斜引起的各种症状明显者

应适当休息,配合药物治疗。可用能量合剂、维生素 B_1、谷维素、维生素 K_4,同时适当地用镇静剂,目前市场上有消疲灵眼药水,对眼疲劳症明显的患者效果较好,每天点眼 3 次,也可以用红花等活血化瘀药物。

(三)可作眼肌训练

内隐斜者训练较困难,但可以用同视机等训练仪器作训练。辐辏不足型外隐斜者可作辐辏训练。

(四)三棱镜治疗

用基底向内的三棱镜治疗内隐斜,一般矫正隐斜度的 1/3。基底向外的三棱镜治疗外隐斜。上隐斜矫正隐斜度的 2/3。但有的学者认为三棱镜治疗效果不佳,有时反而加重眼睛疲劳症状。

(五)手术治疗

由于隐斜症状明显,用任何保守方法治疗无效,且难以坚持工作者,可以用手术方法矫正隐斜,但手术一定要慎重,特别是由隐斜逐渐变为间歇性外斜视者,其斜视度超过 $15^\triangle \sim 20^\triangle$ 者应早期做两眼外直肌适量后退术(2~3 mm)。上隐斜视超过 $10^\triangle$ 者可做手术矫正。

第三节　弱　　视

一、概述

眼球无明显器质性病变,而单眼或双眼矫正视力仍达不到 0.8 者称为弱视。弱视是一种严重危害儿童视功能的眼病。

二、病因与分类

(一)斜视性弱视

为了克服斜视引起的视觉紊乱及复视,视觉中枢主动抑制斜视眼的视觉,久而久之形成弱视。一般斜视发病越早,产生抑制越快。据统计,约有 50% 斜视儿童有弱视现象。

(二)形觉剥夺性弱视

形觉剥夺性弱视指婴幼儿因睑裂缝合术而致重度上睑下垂,或长期遮蔽阻止光线入眼,影响黄斑发育而引起的弱视。

(三)屈光不正性弱视

屈光不正性弱视常见于双眼屈光不正而又未佩戴矫正眼镜的患者,由于黄斑中心凹视细胞长期得不到充分刺激而引起弱视。

(四)屈光参差性弱视

由于两眼屈光度数相差 2.5 D 以上,双眼黄斑上的物像大小相差约 5%,使大脑融合发生困难,导致大脑皮质对屈光度较高的眼(或过小的物像)长期抑制,日久发生弱视。

(五)先天性弱视

先天性弱视可能与新生儿黄斑部病变有关,从而影响视细胞功能的正常发育,导致眼球震颤,不能注视而出现视力障碍。

三、临床表现

单眼或双眼视力低下,常在 0.3 以下,且不能用镜片矫正,眼底检查正常。对单个视标的识别力比对同样大小排列成行的视标的识别力要高得多(增进2~3 行),这称为拥挤现象或分开困难。此类患者多伴有眼位偏斜、眼球震颤或注视性质异常等特征。

四、诊断

(1)检查和矫正视力。

(2)鉴定注视性质、知觉视觉、融合功能主体知觉、屈光状态等。

(3)检查内外眼有无明显的器质性病变。

(4)对弱视患者,测定弱视是中心凹注视眼还是旁中心凹注视眼,以便在治疗时选择适当方法。

中心凹注视者用遮盖治疗疗效好,而旁中心凹注视眼用红色滤光胶片法作遮盖治疗效果好。

五、治疗

弱视应在学龄前(5 岁前)积极治疗。年龄越小、疗效越好,成年后治疗无效。

(1)验光配镜散瞳验光,戴准确度数的眼镜。

(2)矫正斜视促进双眼单视、提高弱视能力是治疗弱视的最基本方法。

(3)增视疗法常用疗法有以下几种。①遮盖疗法:两眼戴矫正眼镜后,遮盖视力好的眼强迫弱视眼看东西,使其锻炼而提高视力。在遮盖期间,要观察健眼的视力状况,不使其视力减退,故健眼遮盖数天应打开一天,以防健眼发生遮盖性弱视。本法对中心凹注视者疗效好。②红色滤光胶片:将 620～700 mm 波长的红色滤光胶片贴在旁中心注视眼的眼镜片上,每天贴 2～3 小时,而健眼仍遮盖住。红光能促使圆锥细胞活跃,使旁中心凹注视自发地转变为中心凹注视。③后像疗法:此疗法对旁中心凹注视转变为中心凹注视有一定效果。④光栅刺激疗法:嘱患儿戴好矫正眼镜,遮住健眼,接通电源使条栅旋转,患儿用彩色铅笔在有图案的玻璃板上重复描画。开始每天 1 次,以后隔天 1 次、3 天 1 次,直至每周 1 次,以巩固疗效。⑤光学药物压抑疗法。⑥判点训练及穿珠训练。

第四节　共同性斜视

共同性斜视是指眼外肌功能异常,一对拮抗肌的力量不平衡,在双眼注视同一目标时,一眼注视而另一眼出现偏斜的现象,偏于内侧者为内斜,偏于外侧者为外斜。

一、共同性内斜视

(一)病因

共同性内斜视的融合功能不健全,不能双眼单视,也不能形成正常的立体视觉。

1.调节性内斜

调节性内斜多发生在 3 岁左右的幼儿,因过度调节而增强集中能力,形成内斜视。

2.非调节性内斜

非调节性内斜多在出生后即可发病。两眼视力虽然相等又无明显屈光不正,但因眼外肌解剖异常,集合力过强,特别是外直肌发育不良、功能较弱或者受过损伤,使外展较弱而形成内斜视。

(二)临床表现

(1)眼位向内偏斜,其表现形式可能为单眼性或交替性。①单眼性斜视多一眼视力好,注视眼固定于该眼;另一眼视力差,成为固定性斜视眼。②交替性斜视多因双眼视力都好,任何一眼都可作为注视眼或斜视眼,呈交替出现。

(2)眼球运动正常。

(3)角膜映光法检查,一眼反光点在角膜中央,另一眼反光点偏向角膜的颞侧。

(4)一眼或双眼中有中等或中等度以上的远视。

(5)第一斜视角和第二斜视角相等。

(6)经常偏斜眼长期处于被抑制状态,最终形成失用性弱视。

(三)治疗

(1)儿童内斜视合并有远视眼者应验光配镜,以矫正其斜视和恢复双眼单视功能,常可使眼位得到满意的矫正。

(2)滴用阿托品眼膏麻痹睫状肌,消除调节作用,防止和治疗失用性弱视。应先滴健眼使其视力模糊,迫使斜视眼得到锻炼,以提高视功能。如此反复多次,内斜视可得到矫正。经治疗一年以上无效者,可考虑手术矫正,术后仍需配镜。

(3)非调节性内斜可考虑手术治疗,手术应当从幼年时开始,关键时期为5岁前;成年以后难以恢复双眼单视功能,因而手术只是解决美容问题。

二、共同性外斜视

(一)分类

共同性外斜视指双眼注视同一目标时,一眼眼轴出现不同程度的外斜征象。根据其发病情况,它可分为以下两类。

1.原发性共同性外斜视

原发性共同性外斜视由中枢性的辐辏与分开兴奋的不平衡或融合功能太差所致。

2.继发性共同性外斜视

继发性共同性外斜视多由辐辏减弱或失去作用所致,可见于没有双眼单视功能的内斜视。其内斜程度随年龄增长而减弱,并逐步形成外斜视。

(二)临床表现

(1)眼位向外偏斜,双眼向同一目标注视时,其中一眼向外偏斜,其偏斜眼根据其类型不同而表现不一。原发性者开始为间歇性,以后为恒定性。继发性者为恒定性外斜,是由原来内斜视自然转化而来。

(2)斜视度变化较大,清晨思想集中时,斜视度明显减小,精神不集中时斜视角加大。

(3)眼球运动正常。

(三)治疗

(1)进行弱视治疗,做融合功能训练,提高辐辏能力。

(2)手术矫正。要尽早进行手术,其原则是两眼外直肌后退。

(3)戴高度凹透镜,达到最好视力。

(4)建立双眼视觉。

第五节　非共同性斜视

非共同性斜视是指眼位偏斜,双眼分别注视时和各方向注视时测量的偏斜角不同,第二斜视角大于第一斜视角,眼球向一个或者几个方向运动受限制,可有复视及代偿头位。

一、临床特点

(一)临床表现

复视和眩晕,眼球运动障碍,眼位偏斜,双眼分别注视时和向各方向注视时测量的偏斜角不同,第二斜视角大于第一斜视角,可有复视及代偿头位。

(二)误诊分析

临床上易误诊为非共同性斜视的疾病特点如下。

(1)先天性斜颈:有产伤史,生后即发现颈部胸锁乳突肌呈索条状,头向患侧斜。而眼科斜颈胸锁乳突肌不强硬,闭合一眼后头位改善或消失。

(2)共同性斜视:多在 5 岁前发病,病因未明。无明显自觉症状,眼球运动正常,第一斜视角等于第二斜视角,向各方向注视的斜视度不变。

(3)牵制性斜视:由于眼眶内肌肉或筋膜的异常对眼球产生牵制力,限制眼球的运动产生的斜视称为牵制性斜视。病因有先天发育异常或后天外伤手术。此病被动牵拉试验阳性。

(4)Duane眼球后退综合征:先天性眼球运动异常,Ⅰ型有患眼外转受限,第一眼位可视正位,内转时睑裂缩小,眼球后退。有代偿头位。

(5)眼眶肿瘤或炎性假瘤:可引起眼球突出和眼球运动受限;眶壁骨折肌肉嵌顿可导致眼球运动受限,患者自觉复视。

(6)甲状腺相关性眼病:有或无甲状腺功能亢进病史,单眼或双眼突出,上睑退缩和迟落,结膜充血,眼外肌肌腹肥大,常引起眼位偏斜和眼球上转、外运动转受限。患者常有复视。

(7)重症肌无力:可累及提上睑肌和所有眼外肌,根据受累肌肉可有上睑下垂和不同方向眼球运动受限。常在晨起较轻,下午加重,休息后减轻。新斯的明试验阳性。

二、辅助检查

(一)眼球运动检查
观察双眼运动是否对称及有无运动限制或过强。

(二)复像检查
复像检查可有麻痹眼和麻痹肌。

(三)眼科全面检查
眼科全面检查包括裂隙灯检查和眼底检查。

(四)影像学检查
B型超声、眼眶和颅脑CT、MRI等有助于眼眶及神经系统疾病的诊断。

(五)Hess屏检查
Hess屏检查用以明确麻痹眼及肌肉。

(六)试验检查
(1)牵拉试验:检查眼外肌有无运动限制。
(2)考虑重症肌无力时,应作新斯的明试验。

(七)其他检查
(1)视力:分别检查双眼视力(包括裸眼、矫正和小孔视力),确定有无弱视。
(2)用角膜映光法和三棱镜测量眼球在第一眼位和各方位的斜视度。测量第一偏斜角和第二偏斜角。
(3)神经科检查:寻找麻痹性斜视的病因,内科检查除外内分泌疾病。

三、治疗要点

(一)治疗原则

先天性麻痹性斜视患者应早期手术,以给患儿创造发展双眼视觉的条件。对后天性麻痹性斜视患者,应首先弄清病因,针对病因进行治疗。在排除其他疾病,或者病情稳定一段时间后,才可考虑其他疗法。

(二)治疗方法

1.药物疗法

全身使用神经营养药,给予维生素 B_1、维生素 B_{12} 或者三磷腺苷等药物治疗,或者针对原发病进行药物治疗。

2.光学疗法

在 $10^{\triangle}$ 以内的斜视,可试戴三棱镜以消除复视。由于麻痹性斜视患者的斜视度随注视方向而变动,所以只能矫正位于正前方以及正下方的复视。

3.手术治疗

在明确病因或证明其已停止发展、保守治疗无效的情况下,病情稳定 3~6 个月以后,可考虑手术治疗。

4.眼眶疾病

由眶内炎症引起者经抗感染治疗后可好转。有肿瘤者应手术摘除。眼眶骨折应在发病早期尽早手术,错误手术时间可使肌肉及筋膜组织发生粘连硬化而导致手术失败。

5.甲状腺相关性眼病

甲状腺相关性眼病以内科治疗为主,眼部局部滴用或球后注射皮质激素。眼位稳定后可行手术矫正斜视。

第六节 麻痹性斜视

一、概述

由于支配眼肌运动的神经核、神经以及眼外肌本身麻痹所致的斜视,称麻痹性斜视。它分为先天性和后天性两种。

二、病因

(一)颅内疾病

病毒或细菌引起的大脑炎、脑膜炎、脊髓前角灰质炎、周围神经炎等导致眼肌麻痹。

(二)肿瘤

颅内、眶内、鼻咽部肿瘤压迫支配眼外肌的神经核、神经或眼肌本身,使眼肌麻痹。

(三)血管病变

颅底动脉瘤、高血压动脉硬化、颅内出血等常可引起眼肌麻痹。

(四)外伤

头颅外伤损伤了支配眼外肌的神经而使眼外肌麻痹。

(五)毒素

急性一氧化碳中毒或铅中毒损伤神经系统,可致眼肌麻痹。

(六)B族维生素缺乏症

B族维生素缺乏可引起多发性神经炎,也可导致第Ⅰ、Ⅳ和Ⅵ对脑神经不同程度的损伤而致眼外肌麻痹。

三、临床表现

(一)眼位偏斜,眼球运动障碍

当某一条眼外肌麻痹时,其拮抗肌力量相对过强,眼向麻痹肌作用相反的方向偏斜,向麻痹肌作用的方向转动受限。如外直肌麻痹,则眼球向外转受限而内斜;若内直肌麻痹,则内转受限而外斜。

(二)复视

因融合功能破坏而产生复视,将一个物体看成两个物体。定向定位障碍、头晕恶心、步态不稳,当遮蔽一眼时,症状明显减轻或消失。

(三)代偿性头位

为克服复视的干扰,患者自动将头倾向麻痹肌作用的一侧。与此同时还可转动脸部克服内外直肌麻痹引起的复视;或将下颌上举或内收,再加上轻度转脸克服上下直肌麻痹引起的复视;或以头向肩部歪和下颌及脸的转动克服上下斜肌麻痹所致的复视,其目的是为获得双眼单视、避免复视。

(四)第二斜视角大于第一斜视角

用患眼注视时大脑皮质需增强对麻痹肌的神经冲动,冲动也同时传递给麻痹肌的配偶肌,引起健眼大幅度偏斜,故第二斜视角大于第一斜视角。

四、诊断

(一)眼球运动检查

让患者向六个诊断眼位注视以寻找麻痹肌。如一眼向鼻侧、颞侧、颞上、颞下、鼻上、鼻下转动受限,分别表示内直肌、外直肌、上直肌、下斜肌或上斜肌及下直肌等相应眼外肌的麻痹。若眼球固定不动,则为全眼各眼外肌都麻痹。

(二)复像测定

先测定同侧复像,再确定是以水平分离为主还是以垂直分离为主。复像有无倾斜,按六个诊断眼位查出最大分离方位及周边物像属何眼。

(三)综合分析代偿头位

(1)右眼向左侧转动受限,呈同侧复像,水平分离为主。最大分离方位在右侧,周边物像属右眼,患者脸向右转,即是右外直肌麻痹。

(2)右眼向右上方转动受限,交叉复像,垂直分离为主。最大分离方位是右上方,周边物像属右眼,患者下颏上举,脸向左侧转,头稍向左肩歪,即为右上直肌麻痹。

(3)右眼向鼻上方转动受限,同侧复像,垂直分离为主,如朝颞侧偏斜,最大分离方位是左眼颞上方即右眼鼻上方,周边物像属右眼,患者头向右肩歪,下颏上举,脸稍向右侧转,即为右下斜肌麻痹。其余类推。

五、治疗

(1)根据各种病因,采取相应措施,及时准确地进行治疗。对于病因不明者,可采用皮质激素及抗生素常规治疗。常规服用 B 族维生素、血管扩张剂、能量合剂,可辅以理疗、针灸治疗。

(2)遮蔽一眼消除复视,改善代偿头位。

(3)经治疗半年无效,且有明显斜视,眼视角稳定者,应考虑手术治疗。手术原则以达到正常眼位、保持两眼外肌肌力平衡为目的。

第七章

屈 光 不 正

第一节 近 视

近视是眼在调节松弛状态下,平行光线经眼的屈光系统屈折后聚焦在视网膜前方,视网膜上只能形成弥散光圈,因此看不清远处目标。同理,从近视眼视网膜发出的光线称为集合光线,其焦点位于眼球和无限远之间,称为近视眼的远点。如果目标恰好位于近视眼的远点,则可在视网膜上形成焦点,所以近视眼看近距离目标时清晰。近视眼的发生主要与遗传和环境两大因素有关。近视眼按其性质可分为轴性近视、曲率性近视和屈光指数性近视,按其程度可分为轻度近视、中度近视和高度近视。

一、分类

(一)按近视的性质分类

1.轴性近视

眼轴过长,但眼屈光力正常者。

2.曲率性近视

角膜或晶状体的表面弯曲度过大,而眼轴正常者。

3.屈光指数性近视

屈光指数性近视多是晶状体屈光指数增大所致。

(二)按近视的程度分类

1.轻度近视

−3.00 D 以下。

2.中度近视

−3.00～−6.00 D。

3.高度近视

－6.00～－9.00 D。

4.超高度近视

－9.00 D 以上。

二、临床特点

(一)主要表现

(1)视力障碍:特点为远视力减弱,近视力正常。

(2)出现视疲劳。

(3)眼球突出,眼轴变长。

(二)次要表现

(1)出现外隐斜或外斜视:集合功能减弱所致。

(2)引起弱视:为儿童时期的近视影响视觉发育所致。

(3)玻璃体液化、混浊、后脱离。

(4)眼底改变:较高度者可出现眼底改变,如近视弧形斑或环形斑,豹纹状眼底、黄斑部出血或有脉络膜新生血管膜、形状不规则的白色萎缩斑及色素沉着呈圆形的 Fuchs 斑,巩膜后葡萄肿,周边部视网膜格子样变性、囊样变性、视网膜裂孔、继发视网膜脱离周边部视网膜变性等。

(三)误诊分析

1.假性近视

由于睫状肌过度收缩而引起的调节痉挛造成的近视,即调节痉挛性近视,当应用睫状肌麻痹药后这部分近视即消失。

2.高度近视眼

有眼底改变时应与年龄相关性黄斑变性、眼组织胞浆菌病、回旋状脉络膜萎缩和眼弓形虫病相鉴别。

三、辅助检查

(一)主要检查

屈光检查呈近视屈光状态。

(二)次要检查

眼超声检查显示眼轴长。

四、治疗要点

(一)治疗原则

佩戴合适的凹透镜进行矫正。必要时可行屈光性角膜手术治疗。

(二)具体治疗方法

1.非手术疗法

(1)佩戴框架眼镜:是矫正近视最传统、最安全的方法,即在眼前放置一片适度的凹透镜片,使平行光先在进入眼前先分散,经过镜片与眼睛共同组成的屈光系统后恰好聚焦于视网膜上。在配镜前,要进行详细的屈光检查,对青少年近视者,屈光检查要在睫状肌麻痹下进行,12岁以下者最好用1%阿托品、12岁以上用2%阿托品或快散瞳剂进行散瞳验光,以除外假性近视的干扰;配镜的原则为选择能矫正至最好视力的最低度数镜片,同时应注意瞳距准确。

(2)佩戴角膜接触镜:角膜接触镜的优点是对成像放大率影响较小,视野较大,不影响外观。透气性好的硬性角膜接触镜对青少年近视的发展有一定的阻止作用。置于角膜前,所用屈光度比框架眼镜低。但存在个别人佩戴不适,有角膜、结膜刺激征,过敏性结膜炎,眼干燥等表现。佩戴时应注意清洁及卫生,避免划伤角膜造成感染。

(3)角膜塑形术治疗镜:应用非球面逆转技术而特殊设计的透氧性角膜接触镜,通过压迫角膜中央视区,使角膜中央区率变小,从而使角膜屈光力降低,起到矫正近视的作用,并可在摘镜后的一段时期内保持这一作用,但无防止近视发展的作用。一旦停戴,迅即回退。如使用不当,可发生严重并发症,因此,使用时应严格掌握适应证和使用规则。

目前建议适用的筛选原则有①近视屈光度≤−3.00 D。②近视散光≤1.50 D,且为顺归性散光。③角膜屈折力为43.0～45.0 D。④矫正视力>0.8。⑤年龄≥7岁的合并发作者。⑥已戴接触镜者,需停戴2个月以上。⑦无眼部疾病且角膜正常。

2.手术疗法

(1)角膜屈光手术,如准分子激光角膜切除术、准分子激光原位角膜磨镶术、角膜基质环植入术等。

(2)眼内屈光手术,如晶状体摘除及人工晶状体植入术、有晶状体眼人工晶状体植入术等。

(3)巩膜屈光手术:后巩膜加固术适应于高度近视的发病初期,期望巩膜加固阻止近视眼的发展。

(4)准分子激光手术:①适应证:年龄满 18 周岁以上。近 2 年屈光度稳定,其发展速度每年不大于0.50 D。矫正屈光度的范围:近视≤－15.00 D,散光≤6.00 D,双眼屈光度不等的屈光参差者。佩戴角膜接触镜者:软镜应停戴1周以上,硬镜应停戴 3 周以上。角膜厚度大于 450 μm。眼部检查无活动性眼病者。患者本人有摘镜的需求。②禁忌证:有眼部活动性炎性病变者;患有圆锥角膜、青光眼、兔眼、眼干燥症、角膜内皮变性等眼科疾病者;曾经发生过眼底出血、视网膜脱离者;矫正视力极差的重度弱视者;高度近视且瞳孔过大者;常夜间行车的驾驶员;具有瘢痕体质、糖尿病、结缔组织病等影响角膜伤口愈合的疾病患者;有精神疾病且正在服药者。

第二节　远　　视

远视是眼在调节松弛状态下,平行光线经眼的屈光系统屈折后聚焦在视网膜后,在视网膜上形成一弥散光圈,不能形成清晰的物像。眼在通过调节作用后,使屈折力增强,部分降低远视的屈光度,轻微的远视甚至可以全部消失,表现为正视眼(潜伏性远视),只有当应用睫状肌麻痹药后才能表现出来。

一、分类

(一)按远视的性质分类

1.轴性远视

眼轴较正常眼短,是远视眼中最常见的一类。

2.曲率性远视

任何屈光面的弯曲度变小所表现的远视,如扁平角膜。

3.屈光指数性远视

屈光指数性远视由屈光间质的屈光指数降低造成。

4.无晶状体性远视

术后无晶状体或晶状体全脱位均可表现出高度远视。

(二)按远视的程度分类

1.轻度远视

+3.00 D以下。

2.中度远视

+3.00～+6.00 D。

3.高度远视

+6.00 D以上。

二、临床要点

(一)主要表现

1.视觉障碍

视觉障碍与远视程度有关。轻度远视可表现为隐性远视,无视力障碍。随着远视度数增加,先表现为近视力下降,远视力可正常。高度远视时远、近视力均下降。视力下降程度也与患者年龄、所具有的调节能力有关。

2.视疲劳

出现视疲劳症状,如眼球和眼眶胀痛、头痛,甚至恶心、呕吐等,尤其在近距离工作时明显,休息后减轻或消失。

3.眼位偏斜

由过度调节所伴随的过度集合导致内斜视。

4.引起弱视

高度远视且未在6岁前适当矫正的儿童易发生。

5.眼底改变

较高度远视者可表现为视盘较小,色红,边界尚清,微隆起等。常伴有慢性结膜炎、睑缘炎等疾病。

(二)次要表现

眼球改变:角膜扁平,弯曲度小。眼球各部分均较小,晶状体大小基本正常,前房浅。

(三)误诊分析

1.视盘炎或水肿

视盘炎或水肿可有视力下降。远视眼视盘呈假性视盘炎表现,但矫正视力正常,或与以往相比无变化,视野无改变,长期观察眼底无变化。

2.原发性青光眼

远视眼的症状可与原发性青光眼相似,但眼压正常。

三、辅助检查

(一)眼超声检查

显示眼球小、眼轴短。

(二)屈光检查

呈远视屈光状态。

四、治疗要点

(一)治疗原则

戴凸透镜片,选用矫正视力最好、屈光度高的镜片。

(二)具体治疗方法

1.戴镜治疗

需用凸透镜片矫正。轻度远视者,视力正常,并且无症状者,不需配镜。轻度远视者如有视疲劳和内斜视者,应配镜矫正。中度以上远视应配镜矫正,以便增加视力,解除视疲劳和防止内斜视发生。

2.手术治疗

(1)准分子激光屈光性角膜手术:应用准分子激光切削周边部角膜组织,以使角膜前表面变陡屈折力增加。此手术对+6.00 D以下的远视矫治效果良好。

(2)钬激光角膜热成形术:手术区位于角膜周边部,但准确性不及准分子激光。

(3)角膜表面镜片术:适用于高度远视,以及不适合植入人工晶状体的无晶状体眼者。

第三节 老 视

随着年龄的增长,晶状体弹性逐渐下降,睫状肌的功能也逐渐变弱,从而引起调节功能减弱,年龄在40岁以上者,会逐渐出现阅读及近距离工作困难,这种由于年龄所致的调节功能减弱即称为老视。

一、临床特点

(一)主要表现

(1)出现阅读等近距离工作困难。

(2)初期常将阅读目标放得远些才能看清,光线不足时尤为明显。

(二)次要表现

常产生因睫状肌过度收缩和相应的过度集合所致的视疲劳症状。

(三)误诊分析

需要与远视鉴别:远视是一种屈光不正。高度远视时视远物不清楚,视近物更不清楚,需用镜片矫正。

二、辅助检查

屈光检查:在屈光度的基础上加上年龄应戴的老视镜度数。

三、治疗要点

(一)治疗原则

正视眼 45 岁时需要增加 $+1.51$ D,50 岁需增加 $+2.0$ D,随着年龄增加,每 5 年需增加 $+0.5$ D,60 岁需戴 $+3.0$ D 的眼镜。

(二)具体治疗方法

1.非手术治疗

(1)进行远、近视力检查和验光。

(2)根据被检者工作性质和阅读习惯,选择合适的阅读距离进行老视验配。

(3)可选用单光眼镜、双光眼镜和渐变多焦滴眼镜的凸透镜矫正。

2.手术治疗

(1)准分子激光多焦点切削方式矫治老视。

(2)巩膜扩张术:将巩膜扩张,增加睫状肌的张力,增加晶状体悬韧带的运动幅度,达到矫治老视的作用。

第四节　散　光

散光是指眼球各条径线的屈光力不等,平行光线进入眼内后不能形成焦点而形成焦线的一种屈光状态。角膜各径线的曲率半径不一致是散光的最常见原因。这一类散光称作曲率性散光,又分为规则散光和不规则散光。

一、分类

(一)规则散光

角膜各径线的曲率半径大小不同,在角膜上一个主径线的曲率半径最小,即屈光力最强,而与此径线垂直的另一主径线的曲率半径最大,即屈光力最弱,这种散光能被圆柱镜矫正,是平行光线聚焦于视网膜上称为规则散光。自然形成的散光多数为规则散光。规则性散光又有以下两种分类。

1.根据轴的位置分类

(1)顺规性散光:当最陡的径线(屈光力最强)位于或接近90°时,为顺规性散光,能用轴位于或接近90°的正柱镜矫正,或用轴位于或接近180°的负柱镜矫正。

(2)逆规性散光:当最陡的径线(屈光力最强)位于或接近180°时,为逆规性散光,能用轴位于或接近180°的正柱镜矫正,或用轴位于或接近90°的负柱镜矫正。

(3)斜轴散光:当主径线既不接近90°也不接近180°时,为斜轴散光。

2.根据各径线的屈光状态分类

(1)单纯近视散光:一个焦线在视网膜上,另一个焦线在视网膜前。

(2)单纯远视散光:一个焦线在视网膜上,另一个焦线在视网膜后。

(3)复性近视散光:两个焦线均在视网膜前,但屈光力不同。

(4)复性远视散光:两个焦线均在视网膜后,但屈光力不同。

(5)混合散光:一条焦线在视网膜前,另一焦线在视网膜后。

(二)不规则散光

眼球的屈光状态不但各经线的屈光力不相同,在同一径线上各部分的屈光力也不同,没有规律可循。

二、临床特点

(一)主要表现

(1)视力障碍:除轻微散光外,均有远近视力障碍。单纯散光视力轻度减退,复性及混合散光视力下降明显。

(2)视力疲劳:是散光眼常见的症状,表现为眼痛、眶痛、流泪,看近物不能持久,单眼复视,视力不稳定,看书错行等。

(3)眯眼视物:看近看远均眯眼,以起到针孔及裂隙效果,减少散光。

(4)散光性儿童弱视:多见复性远视散光及混合性散光。

(二)次要表现

代偿头位:为消除散光的模糊感觉,求得较清晰视力,出现头位倾斜和斜颈等。

(三)误诊分析

视力疲劳时应与青光眼鉴别。

三、辅助检查

屈光检查呈散光屈光状态。

四、治疗要点

(一)治疗原则

戴柱镜片,原则上散光需全部矫正,但也要根据患者的适应程度进行调整。

(二)具体治疗方法

1.规则散光

戴圆柱透镜进行光学矫正,远视散光用凸透镜,近视散光用凹透镜。轻度散光如没有临床症状则不必矫正。儿童,尤其是学龄前儿童,一定充分矫正散光,这样有助于视觉发育,是防治弱视的必要手段。

2.不规则散光

(1)非手术治疗:可戴角膜接触镜矫正。

(2)手术矫正:散光性角膜切开术;准分子激光屈光性角膜手术可有效矫治散光。

第五节　屈光参差

双眼屈光状态不等,无论是屈光不正的性质不同,还是度数的不同,均称为屈光参差。

一、临床特点

(一)主要表现

(1)双眼视力不等。

(2)视疲劳:如双眼屈光度相差 2.50 D 以上,为了使双眼同时视,双眼的调节产生矛盾而出现视疲劳。

(二)次要表现

1.双眼单视障碍

因双眼物像大小不等,产生融合困难而破坏双眼单视。

2.交替视力

一眼看近,另一眼看远。

3.弱视与斜视

屈光参差大者,屈光度大的眼睛常发展为弱视或斜视。此种弱视称为屈光参差性弱视。

二、辅助检查

屈光检查见双眼屈光度不等。

三、治疗要点

(一)治疗原则

根据患者的适应程度充分矫正。

(二)具体治疗方法

(1)如能适应戴镜,应予以充分矫正,并经常戴镜,以保持双眼单视功能且消除症状。

(2)对不能适应戴镜,对低度数眼应充分矫正使之达到最好视力,对另眼适当降低度数。

（3）屈光参差太大，无法用镜片进行矫正时，可试戴角膜接触镜。

（4）可行屈光性角膜手术。

（5）无晶状体眼性屈光参差，应行人工晶状体植入术。

（6）如有弱视，应行弱视训练与治疗。

参 考 文 献

［1］范惠雅.实用眼科特色专科治疗学［M］.昆明:云南科技出版社.2020.

［2］修彩梅.眼科手术操作技术与临床实践［M］.北京:科学技术文献出版社.2020.

［3］徐哲.眼科手术操作与技术突破［M］.长春:吉林科学技术出版社,2019.

［4］李玲.现代眼科疾病诊疗学［M］.云南:云南科技出版社.2020.

［5］郑得海.眼科疾病诊疗学［M］.长春:吉林科学技术出版社.2020.

［6］王文.眼科检查与诊疗技术［M］.哈尔滨:黑龙江科学技术出版社.2020.

［7］崔迎春.眼科检查与诊断治疗技巧［M］.长春:吉林科学技术出版社,2019.

［8］王桂初.精编眼科疾病诊疗学［M］.长春:吉林科学技术出版社,2019.

［9］郝艳洁.精编眼科疾病诊疗方法［M］.天津:天津科学技术出版社.2020.

［10］周茂伟.精编眼科诊疗常规［M］.长春:吉林科学技术出版社.2020.

［11］陈丽娜.眼科常见疾病防治［M］.长春:吉林科学技术出版社,2019.

［12］王炳烽.眼科临床实践［M］.哈尔滨:黑龙江科学技术出版社,2019.

［13］王云,曹岐新,王建琴.实用眼科药物学［M］.贵阳:贵州科技出版社,2019.

［14］张艳,黄锐升,罗康.临床眼科疾病学［M］.哈尔滨:黑龙江科学技术出版社,2019.

［15］张鸿.眼科临床检查与诊治技巧［M］.昆明:云南科技出版社.2020.

［16］周占宇.现代眼科疾病诊治［M］.北京:科学技术文献出版社,2019.

［17］马伊.新编眼科疾病诊疗学［M］.天津:天津科学技术出版社.2020.

［18］张慎成.实用眼科基础与临床［M］.长春:吉林科学技术出版社,2019.

［19］盛艳娟.眼科临床指南［M］.长春:吉林科学技术出版社,2019.

［20］王俊.现代眼科屈光诊疗学［M］.长春:吉林科学技术出版社,2018.

[21] 苏杰.眼科疾病临床诊疗[M].北京:科学技术文献出版社,2019.

[22] 李艳丽.眼科检查技术与疾病概要[M].沈阳:沈阳出版社.2020.

[23] 赵晓芳.临床眼科诊疗常规[M].长春:吉林科学技术出版社,2019.

[24] 陈景尧.临床常见眼科疾病诊治对策[M].北京:科学技术文献出版社.2020.

[25] 黄静.实用眼科疾病诊治[M].天津:天津科学技术出版社,2019.

[26] 姜蕾.眼科临床诊治基础与技巧[M].长春:吉林科学技术出版社.2020.

[27] 张爱霞.新编眼科常见病治疗方案[M].南昌:江西科学技术出版社,2019.

[28] 唐宏伟.临床眼科治疗精要[M].汕头:汕头大学出版社,2019.

[29] 卢德玮.常用眼科医疗设备运用与维护指南[M].昆明:云南科技出版社.2020.

[30] 鲍莹.眼科疾病的现代诊断与治疗[M].北京:科学技术文献出版社.2020.

[31] 张鸿.眼科临床检查与诊治技巧[M].昆明:云南科技出版社.2020..

[32] 李朝辉.眼科临床路径[M].北京:人民军医出版社,2018.

[33] 刘兴华.眼科疾病临床诊疗指南[M].天津:天津科学技术出版社,2018.

[34] 任彦新,王禹燕,王海蓉.眼科特色专科诊疗精粹[M].天津:天津科学技术出版社,2018.

[35] 李兰.现代眼科疾病规范诊治与新进展[M].天津:天津科学技术出版社.2020.

[36] 刘霞.眼科临床治疗中如何运用抗菌药物[J].养生保健指南.2020,(3):26-27.

[37] 尹义龙,袭肖明.眼科疾病智能诊断方法最新进展[J].山东大学学报(医学版),2020(11):33-38.

[38] 刘洋.超声生物显微镜在眼科中的应用进展[J].世界最新医学信息文摘,2019(93):60-61.

[39] 李佳,周丹虹,张雪彤.眼睑肿瘤切除后缺损重建的方法探讨[J].中国美容医学,2019,28(7):11-13.

[40] 董毅,边云卓,郭强强,等.弱视治疗研究进展[J].黑龙江医学,2019,43(12):1549-1550.